The Unofficial Guide to Radiology

100 Practice Orthopaedic X-Rays with Full Colour Annotations and Full X-Ray Reports

放射学非官方指南
100 例骨科 X 线片实践

（全彩注释 + 完整报告）

原著　[英] Christopher Gee

　　　[英] Alexander Young

审订　[英] Mark Rodrigues

　　　[英] Zeshan Qureshi

主译　胡荣剑　潘纪戌

中国科学技术出版社
·北京·

图书在版编目（CIP）数据

放射学非官方指南 . 100 例骨科 X 线片实践 : 全彩注释 + 完整报告 / (英) 克里斯托弗·吉 (Christopher Gee) , (英) 亚历山大·杨 (Alexander Young) 原著 ; 胡荣剑 , 潘纪成主译 . — 北京 : 中国科学技术出版社 , 2020.8

ISBN 978-7-5046-8685-5

Ⅰ . ①放… Ⅱ . ①克… ②亚… ③胡… ④潘… Ⅲ . ①骨疾病 — X 射线诊断 — 指南 Ⅳ . ① R816-62

中国版本图书馆 CIP 数据核字 (2020) 第 096364 号

著作权合同登记号 : 01-2020-3213

Original title: *The Unofficial Guide to Radiology: 100 Practice Orthopaedic X-Rays with Full Colour Annotations and Full X-Ray Reports* , 1/e
ISBN: 978-1910399026
Text, design and illustration © Zeshan Qureshi 2019
Authored by Christopher Gee, Alexander Young
Original design by Zeshan Qureshi. Page make-up by SWATT Design Ltd. Illustrated by SWATT Design Ltd.
Published by Zeshan Qureshi. First published 2019.
All rights reserved.

本书英文原版由英国伦敦 Zeshan Qureshi 出版社于 2019 年出版，版权归其所有。作者：[英] Christopher Gee（克里斯托弗·吉）、[英] Alexander Young（亚历山大·杨）。

策划编辑	焦健姿	王久红
责任编辑	焦健姿	
装帧设计	佳木水轩	
责任印制	李晓霖	

出　　版	中国科学技术出版社	
发　　行	中国科学技术出版社有限公司发行部	
地　　址	北京市海淀区中关村南大街 16 号	
邮　　编	100081	
发行电话	010-62173865	
传　　真	010-62179148	
网　　址	http：//www.cspbooks.com.cn	

开　　本	889mm×1194mm　1/16	
字　　数	259 千字	
印　　张	14.25	
版　　次	2020 年 8 月第 1 版	
印　　次	2020 年 8 月第 1 次印刷	
印　　刷	天津翔远印刷有限公司	
书　　号	ISBN 978-7-5046-8685-5 / R·2548	
定　　价	98.00 元	

主　译　胡荣剑　潘纪成

译　者　（以姓氏笔画为序）

邹明珠　沈　桭　罗晓捷　胡荣剑

常红花　潘纪成

内容提要 ABSTRACT

本书引进自英国 Zeshan Qureshi 出版社，由两位英国放射学家联合编写，并得到英国放射学会、英国皇家放射医生学会等机构的认可，是一部新颖、独特的骨科 X 线诊断参考书。为了便于读者学习，著者按照骨与关节部位对病例进行分类，每个病例都从临床病史、常规检查介绍开始，并配以大幅高清骨科 X 线片图像，然后在次页展示该图像的全彩注释，帮助读者快速、清晰地了解各种骨科相关创伤与疾病的 X 线片影像表现、诊断及临床处理意见，让读者轻松融入真实临床情境，提高 X 线片解读技能，摆脱以往其他放射诊断教科书的局限性。本书编写特点鲜明，图像质量优良，全彩注释清晰，译文准确流畅，非常适合广大骨科及影像科临床医生阅读参考。

原著参与者
CONTRIBUTORS

著 者

Christopher Gee
MBChB MSc
FRCSEd(Tr&Orth)
MFSTEd.

Consultant Trauma and Orthopaedic
Surgeon, NHS Lanarkshire.
Honorary Senior Clinical Lecturer,
University of Glasgow, College of Medical,
Veterinary and Life Sciences.

Alexander Young
MBChB MSc MRCS PGCME

Trauma and Orthopaedic Surgery
Registrar, Severn Deanery, UK

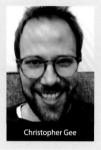 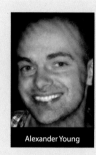

Christopher Gee   Alexander Young

审 订

Mark Rodrigues
BSc (Hons) MBChB (Hons) FRCR

Radiology Registrar, Edinburgh Royal
Infirmary, Edinburgh, UK

Zeshan Qureshi
BSc (Hons) MSc BM MRCPCH

Paediatric Registrar,
King's College Hospital, London UK

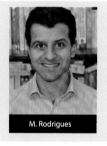 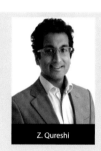

M. Rodrigues   Z. Qureshi

协同修订

Rahul Bagga

Medical Student, King's College London, UK

Rebecca Best
BSc (Hons) MBBCh

Academic Foundation Doctor, Queen Elizabeth University Hospital, Glasgow, UK

Abhiyan Bhandari
BSc

Medical Student, University College London, UK

Louis Hainsworth
MSc BMBS

Orthopaedic Registrar, Severn Deanery, UK

Humza Mahmood

Radiology Registrar, Chelsea and Westminster Hospital, London, UK

Alice Pickering
BMedSci (Hons)

Medical Student, University of Edinburgh, UK

Abbas See
BA MBBChir

Foundation Year Doctor, John Radcliffe Hospital, Oxford, UK

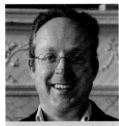

Mr Edward Dunstan

《放射学非官方指南：100 例骨科 X 线片实践（全彩注释 + 完整报告）》一书的作者们应得到高度赞扬。本书为医学生及低年资医生解读骨科方面的 X 线片提供了一份非常有用的可视化参考资料。本书收集的 X 线片均附有注释，以强调一些常见的和不太常见但重要的诊断，这些将会在临床实际工作中遇到。本书图文互参，解读充分，实用性强，可为骨科急诊和择期处理情况中评估患者及 X 线片等方面提供有效帮助。本书有利于帮助读者形成全面系统的思维方法，用以在临床和考试中评估和解读骨科 X 线片。

Mr Edward Dunstan

骨科会诊医生

苏格兰骨科和创伤委员会主席

英国骨科协会理事会成员

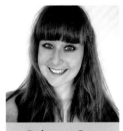

Rebecca Best

解读 X 线片的能力是创伤科和骨科医生的一项基本技能。脱离这项技能，试图对患者进行诊断和治疗是不可能的。《放射学非官方指南：100 例骨科 X 线片实践（全彩注释 + 完整报告）》一书为医学生们展示了所有他们需要掌握的信息，使他们有自信并胜任解读骨科 X 线片。本书的创新编排为读者提供了简短的病史和 X 线片，然后在次页对 X 线片进行注释和解读，并给出具体的诊断和治疗计划。

本书是所有接受创伤和骨科专业（或急救医学）培训人员的完美补充，也是复习 OSCE 考试和笔试的绝佳资料。参与这本书进一步推广及应用使我很好地适应了自己在创伤和骨科的第一份工作。真心希望这本书能早点帮助到那些正在复习医学院功课的学生们！

Rebecca Best

Cardiff 大学医学生

译者的话
FOREWORD BY TRANSLATORS

　　《放射学非官方指南：100 例骨科 X 线片实践（全彩注释＋完整报告）》一书旨在帮助医学生、低年资医生及放射科医生等理解并正确解读骨科 X 线检查。非常感谢原著作者们为收集每一例宝贵病例及高清骨科 X 线图像做出的贡献，也非常感谢北京医院的同事们为准确翻译本书做出的努力，同时也非常感谢中国科学技术出版社的大力支持。

　　虽然 CT 和 MRI 等高端检查设备和手段已在骨科临床实践中广泛使用，但骨科 X 线检查仍具有不可替代的作用和地位。相信在很长的一段时间内，它仍然还是一种频繁且重要的常规检查选择。每位医生都应该会解读 X 线片并尽可能做到准确。

　　本书概述了用于骨科 X 线评估的综合系统，并将 X 线片与实际临床情况相结合。100 幅高清骨科 X 线图像令人印象深刻，涵盖了临床常见且重要的骨科病变，为读者提供了具体明确的患者处理策略。我们相信"功夫不负有心人"，任何技能都需要时间和实践来沉淀。相信学习过本书之后，读者对骨科 X 线片的解读技能会得到进一步巩固和提高，并能在学习过程中感受到乐趣。

　　本书经诸位译者合力翻译，反复校阅，但由于中外语言表达习惯有所差别，加上每位译者的翻译风格不尽相同，书中可能存在一些表述不妥或失当，还望同道不吝指正为感。

依据临床病史和检查，对受伤部位行 X 线检查是评估患者可疑骨折或骨肌病变的重要部分。

当面对骨或关节 X 线片时，知晓从何处开始寻找异常及如何描述异常，是骨折还是脱位，是关节问题还是骨病变，以及该如何将其与患者的整体处理联系起来，可能是非常困难的。但是，就像其他医学学科一样，通过系统的方法和大量的实践就能越来越熟练！

《放射学非官方指南：100 例骨科 X 线片实践（全彩注释 + 完整报告）》一书通过 100 例创伤和骨科 X 线片的解读对读者进行系统性指导。这些病例由骨科和放射科医生精心挑选，涵盖了常见及重要的 X 线表现，包括常见的骨折、细微的异常和较不常见的病变，如骨肿瘤等。

在《放射学非官方指南：100 例骨科 X 线片实践（全彩注释 + 完整报告）》中，所有病例提供的具体内容尽可能与临床相关，并继以成功的处理。每个病例的讲解均包括临床病史和相关检查结果。大幅高清图像为读者提供了犹如实际工作中阅读 X 线片的机会。翻至次页则为 X 线片系统评估的具体展示，以清晰的彩色图释强调了相关的重要影像表现。基本信息之后是骨折详细描述，关节、软组织、背景骨、骨病变的评估，病例概要与鉴别，临床检查及处理。需要注意的是，书中虽然讨论了这些病例的处理，但在医学院学习及培训早期，关注安全并做出正确诊断更为重要。如果对书中所述有任何疑问，请寻求帮助。

通过我们所提供的系统方法进行练习，一定可以提高读者在骨科 X 线片的评估、解读和阐述上的信心。

此外，我们同样希望读者能参与其中。本书由低年资医生和医学生共同修订，他们与许多读者的经历类似，之所以会这样做，是因为我们相信：

● 刚毕业的医学生对于"什么对学生有用"独具看法。我们希望获得更多医学生和新近毕业生的关注，将用于讨论的复杂表述简化为更容易被医学生理解的表述。

● 本书会一直不断更新。每位医学生都有通过创新思维和学习方式为他人接受更好培训做出贡献的潜力。本书愿与读者共同成长。

每位读者都有能力为医学做出贡献；我们欢迎每位读者的建议，并希望你能与我们联系。

致谢 DEDICATION

谨以此书献给我出色的妻子 Gemma，在我们相识的 16 年里，在医学院和整形外科的训练中，她一直给予我支持。如果没有她，我不会获得今天的成就。这里还要提一下我的女儿 Ivy 及我的两只猫 Maisie 和 Miss Moppet，正是她们每天给我的生活增添了光彩！

——Christopher Gee

病例展示（注释＋报告）
CASE PRESENTATION（ANNOTATIONS AND REPORTS）

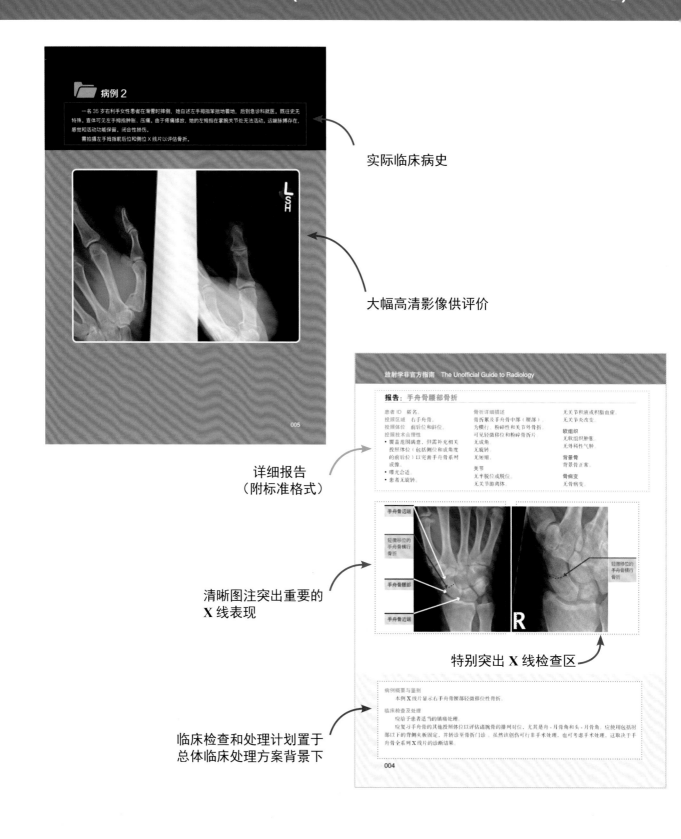

实际临床病史

大幅高清影像供评价

详细报告
（附标准格式）

清晰图注突出重要的
X 线表现

特别突出 X 线检查区

临床检查和处理计划置于
总体临床处理方案背景下

目 录
CONTENTS

第一部分　手部及腕部 (HAND AND WRIST)

第二部分　上肢 (UPPER LIMB)

第三部分　上肢带肩（SHOULDER GIRDLE）

第四部分　脊椎（SPINE）

第五部分　髋部及骨盆（HIP AND PELVIS）

第六部分　下肢（LOWER LIMB）

第七部分　足部及踝部（FOOT AND ANKLE）

第一部分　手部及腕部

HAND AND WRIST

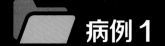

一名 37 岁右利手女性白领在圣诞晚会上摔倒，她伸出右手着地受伤，后被送至急诊科。既往史无特殊。查体可见右手无明显肿胀或畸形，但在触压手部鼻烟窝或拉动拇指时引起疼痛。远端脉搏存在，感觉和活动功能保留。闭合性损伤。

需拍摄右手舟骨的系列 X 线片以评估骨折。

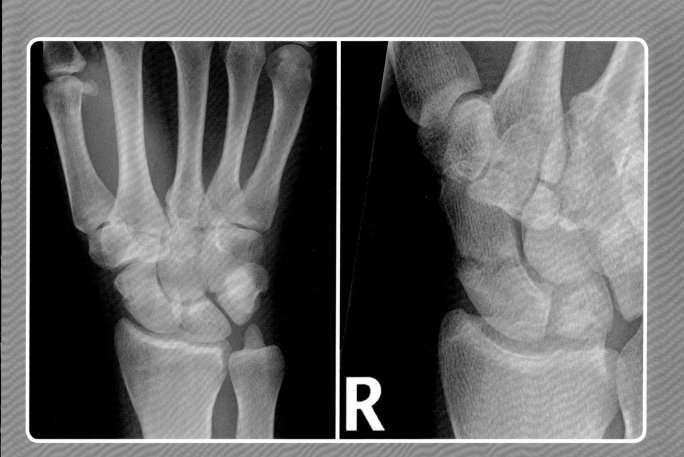

报告：手舟骨腰部骨折

患者 ID　匿名。
投照区域　右手舟骨。
投照体位　前后位和斜位。
投照技术合理性
- 覆盖范围满意，但需补充相关投照体位（包括侧位和成角度的前后位）以完善手舟骨系列成像。
- 曝光合适。
- 患者无旋转。

骨折详细描述
骨折累及手舟骨中部（腰部）。
为横行、粉碎性和关节外骨折。
可见轻微移位和粉碎骨折片。
无成角。
无旋转。
无短缩。

关节
无半脱位或脱位。
无关节游离体。

无关节积液或积脂血征。
无关节炎改变。

软组织
无软组织肿胀。
无外科性气肿。

背景骨
背景骨正常。

骨病变
无骨病变。

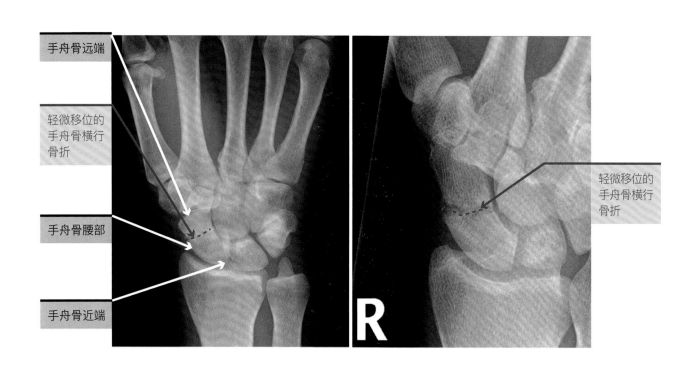

手舟骨远端
轻微移位的手舟骨横行骨折
手舟骨腰部
手舟骨近端
轻微移位的手舟骨横行骨折

病例概要与鉴别

本例 X 线片显示右手舟骨腰部轻微移位性骨折。

临床检查及处理

应给予患者适当的镇痛处理。

应复习手舟骨的其他投照体位以评估诸腕骨的排列对位，尤其是舟－月骨角和头－月骨角。应使用包括肘部以下的背侧夹板固定，并转诊至骨折门诊。虽然该创伤可行非手术处理，也可考虑手术处理，这取决于手舟骨全系列 X 线片的诊断结果。

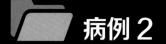

病例 2

一名 35 岁右利手女性患者在滑雪时摔倒，她自诉左手拇指笨拙地着地，后到急诊科就医。既往史无特殊。查体可见左手拇指肿胀、压痛。由于疼痛缘故，她的左拇指在掌腕关节处无法活动。远端脉搏存在，感觉和活动功能保留。闭合性损伤。

需拍摄左手拇指前后位和侧位 X 线片以评估骨折。

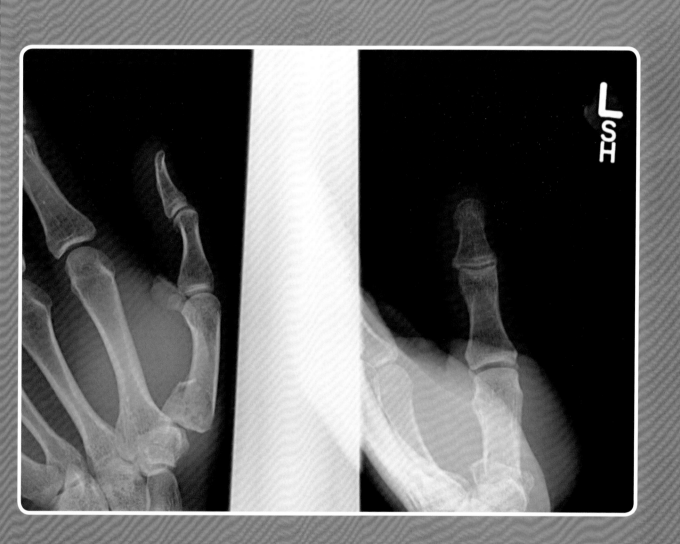

报告：Bennett 骨折

患者 ID　匿名。
投照区域　左手拇指。
投照体位　前后位和侧位。
投照技术合理性
- 覆盖范围满意。
- 曝光合适。
- 患者无旋转。

骨折详细描述
骨折累及第一掌骨近端。
为斜行、单纯性和近关节骨折。

无移位。
无成角。
无旋转。
可见短缩（但难以评估），骨折有嵌插。

关节
无半脱位或脱位，尤其第一掌腕关节对位良好。
无关节游离体。
无关节积液或积脂血征。

无关节炎改变。

软组织
无软组织肿胀。
无外科性气肿。

背景骨
背景骨正常。

骨病变
无骨病变。

嵌插斜行骨折

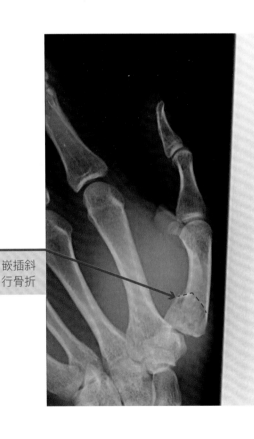

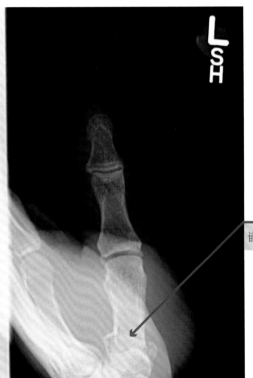

嵌插骨折

病例概要与鉴别

　　本例 X 线片显示第一掌骨基底部嵌插骨折。该骨折可能累及关节内，称为 Bennett 骨折。

临床检查及处理

　　应给予患者适当的镇痛处理。

　　应对患者使用 Bennett 式背侧夹板固定和复查 X 线片。患者应转诊至骨折门诊 。

　　若复查 X 线片证实有骨折累及关节内并伴有移位，或有疑问时，需做 CT 扫描以更好地评估关节面情况。伴有移位的关节内骨折，需在麻醉下操作复位及克氏针固定。如果为关节外骨折，那么通常可采用非手术治疗，除非移位严重者。

一名 35 岁右利手男性外科医生在铺床时，磕伤左手小指而到轻伤科就医。既往史无特殊。查体可见左手第五指远侧指间关节背侧血肿，无法伸直小指和远侧指间关节，小指血流灌注及感觉功能良好。闭合性损伤。

需拍摄左手小指前后位和侧位 X 线片以评估骨折。

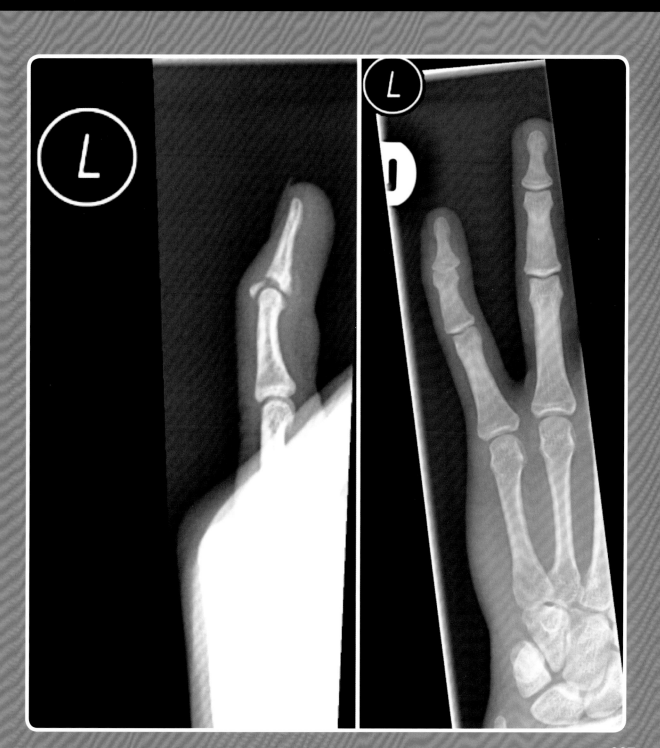

报告：Mallet 骨折

患者 ID　匿名。

投照区域　左手第五指远节指骨。

投照体位　前后位和侧位。

投照技术合理性

- 覆盖范围满意。
- 曝光合适。
- 患者无旋转。

骨折详细描述

撕脱性骨折累及小指远节指骨基底部。

为三角形、单纯性和关节内骨折。

可见轻微移位。

无成角。

无旋转。

无短缩。

关节

远侧指间关节无半脱位或脱位。

无关节游离体。

无关节积液或积脂血征。

无关节炎改变。

软组织

无软组织肿胀。

无外科性气肿。

背景骨

背景骨正常。

骨病变

无骨病变。

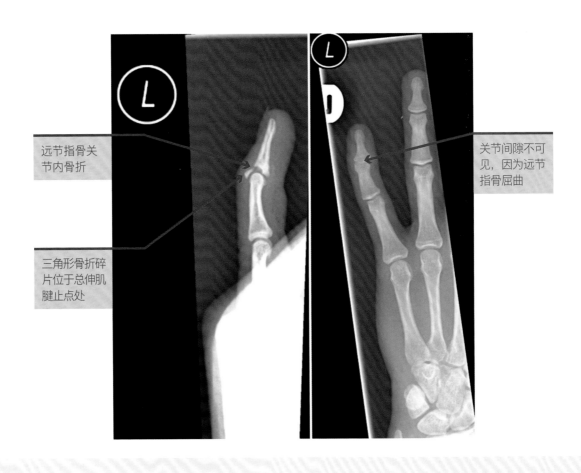

远节指骨关节内骨折

三角形骨折碎片位于总伸肌腱止点处

关节间隙不可见，因为远节指骨屈曲

病例概要与鉴别

　　本例 X 线片显示左手第五指远节指骨基底部撕脱性骨折，符合 Mallet 骨折，50% 这类骨折累及关节面。

临床检查及处理

　　应给予患者适当的镇痛处理。

　　应对患者使用 Mallet 夹板以保持远侧指间关节固定于过伸位。患者需一天 24h 佩戴这种夹板，并于 1 周后到骨折门诊随访。若复查 X 线片显示任何关节半脱位表现，患者可能需手术治疗。

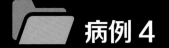

病例 4

一名 45 岁左利手汽车推销员，他的右手拇指被车门夹伤而到轻伤科就医。既往史无特殊。查体示右拇指桡侧缘压痛。在完全伸展和 30°弯曲时做内翻和外翻应力试验呈不松弛状态，内翻应力试验呈疼痛状态。远端脉搏存在，感觉和活动功能保留。闭合性损伤。

需拍摄右侧拇指前后位和侧位 X 线片以评估骨折。

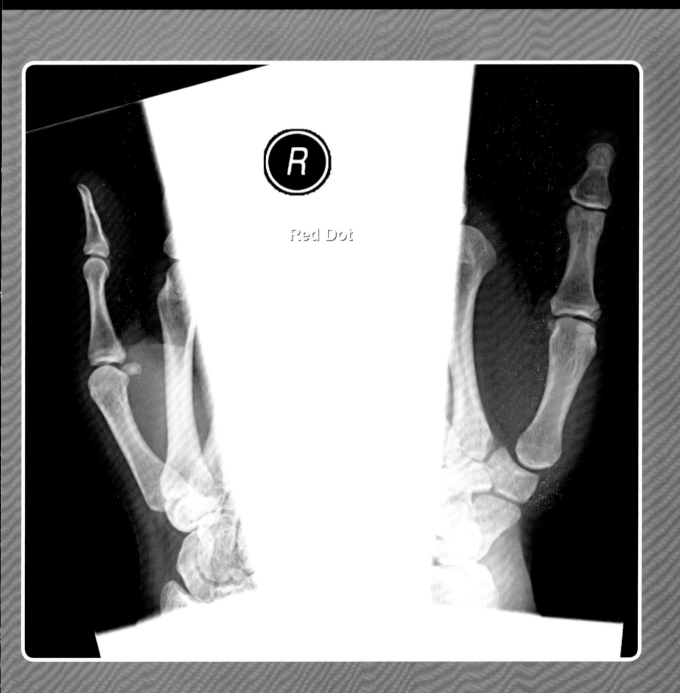

报告：近节指骨撕脱性骨折

患者 ID　匿名。
投照区域　右侧拇指。
投照体位　前后位和侧位。
投照技术合理性
• 覆盖范围满意。
• 曝光合适。
• 患者无旋转。

骨折详细描述
右侧拇指近节指骨基底部撕脱性骨折，骨折累及指骨外侧（桡侧）。

为纵行、单纯性和关节内骨折。
移位约 2mm。
无成角。
无旋转。
无短缩。

关节
无半脱位或脱位。
无关节游离体。
无关节积液或积脂血征。
无关节炎改变。

软组织
无软组织肿胀。
无外科性气肿。

背景骨
背景骨正常。

骨病变
无骨病变。

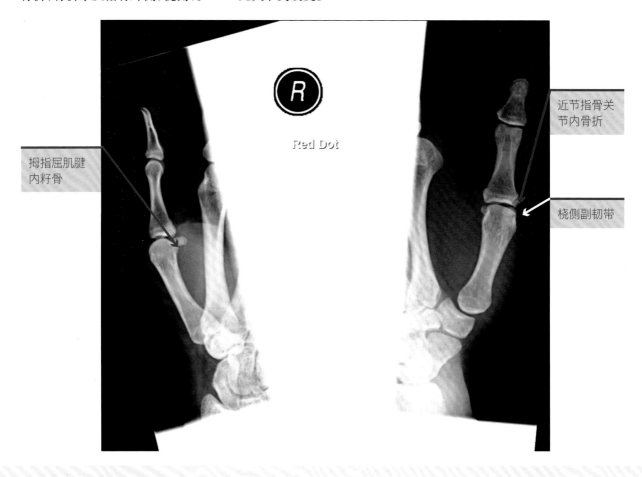

拇指屈肌腱内籽骨

近节指骨关节内骨折

桡侧副韧带

病例概要与鉴别
　　本例 X 线片显示自桡侧副韧带开始并累及拇指近节指骨基底部的撕脱性骨折。

临床检查及处理
　　应给予患者适当的镇痛处理。
　　患者应转诊至骨折门诊，使用拇指人字形夹板固定 4 周，并尽早转诊至相关手部治疗部门。

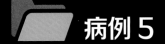

病例 5

一名 21 岁右利手男性失业者用半握紧的右拳打人，次晨到急诊科就医。既往史无特殊。查体可见右手指关节明显畸形。远端脉搏存在，感觉功能保留，但无法正规地评估因疼痛影响的活动功能。闭合性损伤。

需拍摄右手前后位和斜位 X 线片以评估骨折。

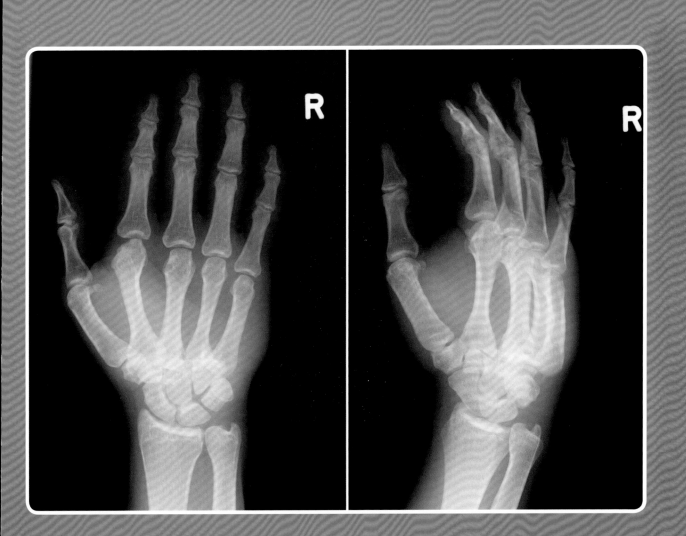

报告：掌腕关节背侧脱位

患者 ID　匿名。
投照区域　右手。
投照体位　前后位和斜位。
投照技术合理性
- 覆盖范围满意。
- 曝光合适。
- 患者无旋转。

骨折详细描述
无骨折。

关节
右手第三、第四、第五掌腕关节脱位，掌骨基底部相对于腕骨呈背侧移位。
无关节游离体。
无关节积液或积脂血征。
无关节炎改变。

软组织
手背侧软组织肿胀。

无外科性气肿。

背景骨
背景骨正常。

骨病变
无骨病变。

掌骨基底部与腕骨远侧排列对位不一致

软组织肿胀

背侧脱位

病例概要与鉴别
　　本例 X 线片显示右手第三、第四、第五掌腕关节背侧脱位。

临床检查及处理
　　应给予患者适当的镇痛处理。
　　应在急诊科内由骨科医生尝试镇静地给患者复位。应使用成形的背板固定，并复查前后位、侧位及斜位 X 线片。应做 CT 扫描以评估隐匿性骨折和任何残留的半脱位或脱位。应转诊至骨科，因这种脱位不稳定可能性大，需做外科手术克氏针固定。

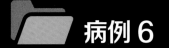
一名 55 岁家庭主妇的左手小指轻微创伤后突发疼痛加剧，她丈夫驾车送她到轻伤科就诊。既往史无特殊。查体可见患者左手小指近端指间关节肿胀、疼痛。远端脉搏存在，感觉及运动功能保留。闭合性损伤。

需拍摄左手第五指前后位和侧位 X 线片以评估骨折。

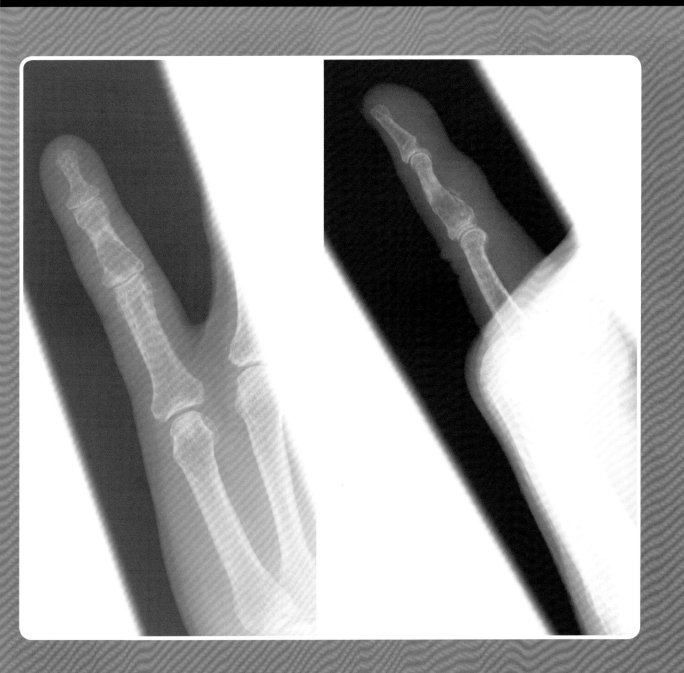

报告：内生软骨瘤的骨折

患者 ID　匿名。
投照区域　左手小指。
投照体位　前后位和侧位。
投照技术合理性
• 覆盖范围满意。
• 曝光合适。
• 患者无旋转。

骨折详细描述
骨折累及左手第五指的中节指骨。
为纵行、单纯性和关节外骨折。
无移位。
无成角。

无旋转。
无短缩。

关节
无半脱位或脱位。
无关节游离体。
无关节积液或积脂血征。
有关节炎改变，可见指间关节间
隙狭窄。

软组织
无软组织肿胀。
无外科性气肿。

背景骨
背景骨正常。

骨病变
中节指骨髓质区可见骨病变。
表现为髓质内透亮影，其间伴有
少许钙化。
非膨胀性病变。
过渡区较窄，相邻骨皮质边界清
楚呈扇形。
无骨质破坏。
无骨膜反应。
未见软组织肿块/成分。

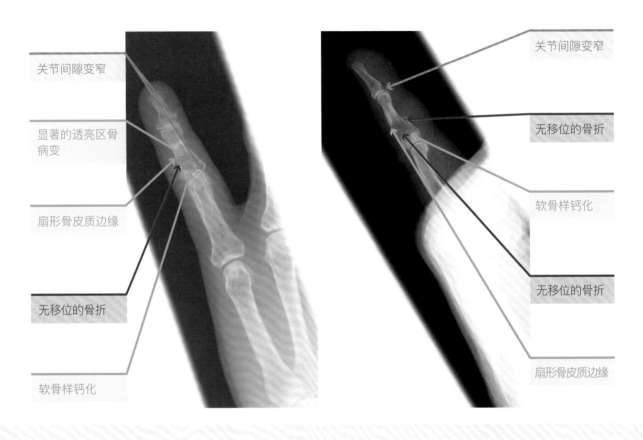

病例概要与鉴别
　　本例 X 线片显示左手第五指的中节指骨的无移位性骨折，伴非侵袭性骨病变表现。鉴于本例骨病变的表现，符合内生软骨瘤的病理性骨折。

临床检查及处理
　　应给予患者适当的镇痛处理。
　　应使用夹板固定手指，并转诊至手外科。由于多发内生软骨瘤有较高恶变率，应补充详细的病史和完善检查以评估其他病变。骨折前的肿胀和疼痛症状也需提高关注有无软骨瘤向软骨肉瘤转化的可能。如果对诊断有任何疑问，考虑转诊至骨肿瘤专科。

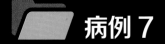

一名 12 岁女孩在学校操场摔倒，右手着地。她立即感到手腕疼痛，并有右手示指划伤，被老师送至急诊科。学校护士曾帮她在手腕缠绷带以减缓疼痛。既往史无特殊。查体可见右手腕及全部右手指活动无受限，示指处可见擦伤。触诊时患者桡骨远端压痛，活动时疼痛。远端脉搏存在，感觉及运动功能保留。

需拍摄右手示指前后位和侧位 X 线片以评估异物。

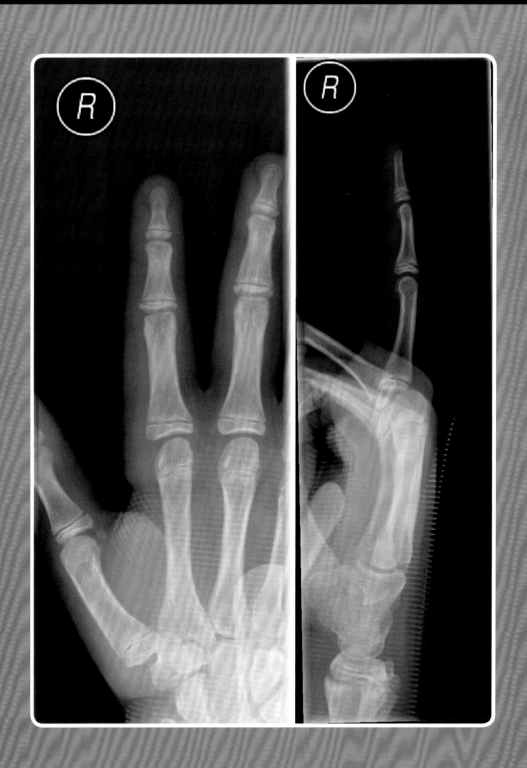

报告：桡骨屈曲型骨折

患者 ID　匿名。
投照区域　右手示指。
投照体位　前后位和侧位。
投照技术合理性
- 覆盖范围满意。
- 曝光合适。
- 患者无旋转。

骨折详细描述
右侧桡骨远端轻微骨折可能，但仅在侧位上可见。

为屈曲型、单纯性和关节外骨折。
无移位。
无成角。
无旋转。
无短缩。

关节
无半脱位或脱位。
无关节游离体。
无关节积液或积脂血征。
无关节炎改变。

软组织
无 X 线致密异物影。
无软组织肿胀。
无外科性气肿。

背景骨
背景骨正常。

骨病变
无骨病变。

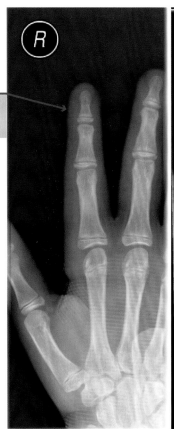
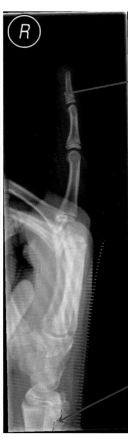

无 X 线致密异物影

无 X 线致密异物影

桡骨远端轻微屈曲型骨折

病例概要与鉴别
　　本例 X 线片显示右侧桡骨远端屈曲型骨折，虽然本例不是腕关节投照位 X 线片。示指未见 X 线致密异物影。

临床检查及处理
　　应给予患者适当的镇痛处理。
　　应拍摄完整的手腕影像检查，以评估骨折并确定有无其他相关损伤。
　　在等待手腕影像检查时，可用成形的背侧平板或夹板固定处理，患者应转诊至骨折门诊。

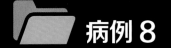
一例 8 岁男孩从公园单杠上摔落，伸出的右手着地，被他父母送至急诊科。既往史无特殊。查体可见右腕周围肿胀，右腕的所有活动都疼痛，无明显畸形。远端脉搏存在，感觉及运动功能保留。

需拍摄右腕前后位和侧位 X 线片以评估骨折。

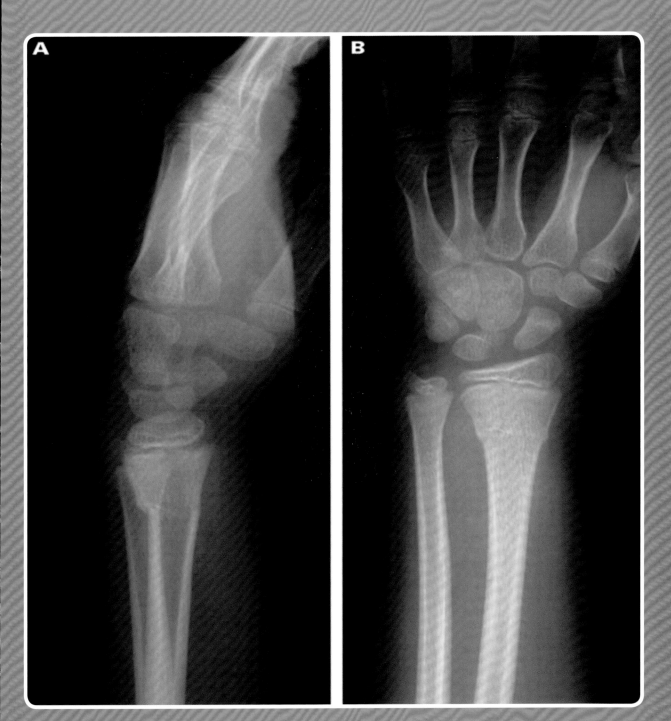

报告：桡骨远端骨折

患者 ID　匿名。
投照区域　右腕部。
投照体位　前后位和侧位。
投照技术合理性
- 覆盖范围满意。
- 曝光合适。
- 患者无旋转。

骨折详细描述
骨折累及桡骨远端。

为横行、单纯性和关节外骨折。
无移位。
轻微背侧成角。
无旋转。
无短缩。

关节
无半脱位或脱位。
无关节游离体。
无关节积液或积脂血征。

无关节炎改变。

软组织
无软组织肿胀。
无外科性气肿。

背景骨
背景骨正常。

骨病变
无骨病变。

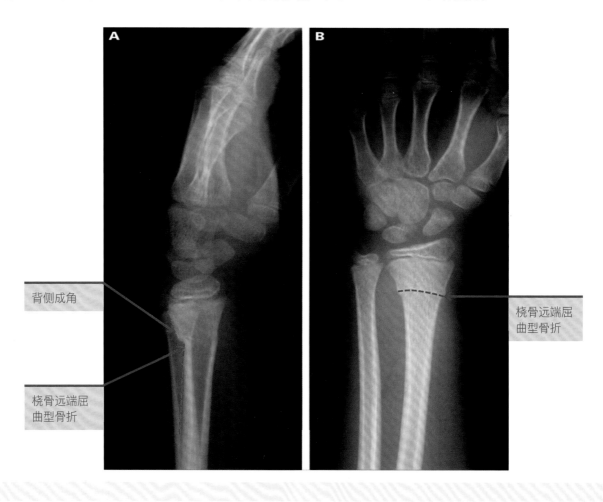

背侧成角

桡骨远端屈曲型骨折

桡骨远端屈曲型骨折

病例概要与鉴别

　　本例 X 线片显示儿科桡骨远端骨折伴轻微背侧成角，该类型骨折称为屈曲型骨折。骨折处骨膜完整，因此，该类型骨折无须手术处理可以完好愈合。

临床检查及处理

　　应给予患者适当的镇痛处理。

　　应使用弹性腕部夹板，并建议患者开始时抬高患肢、活动手指以减轻肿胀。向患者提供屈曲型骨折的宣传册。建议患者除洗澡外的大部分时间要佩戴夹板。患者可在 3 周后去除夹板，并开始进行轻柔的运动锻炼。重返运动场通常还需要 3 周的时间。

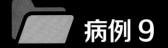

病例 9

　　一名 6 岁女童从蹦床摔落，伸出的左手着地，女童非常疼痛，她的父母看到她的手腕肿胀，送她到急诊科。既往史无特殊。查体可见左腕明显畸形，腕周明显肿胀和挫伤，所有的活动都疼痛。远端脉搏存在，感觉及运动功能保留。闭合性损伤。

　　需拍摄左腕部前后位和侧位 X 线片以评估骨折。

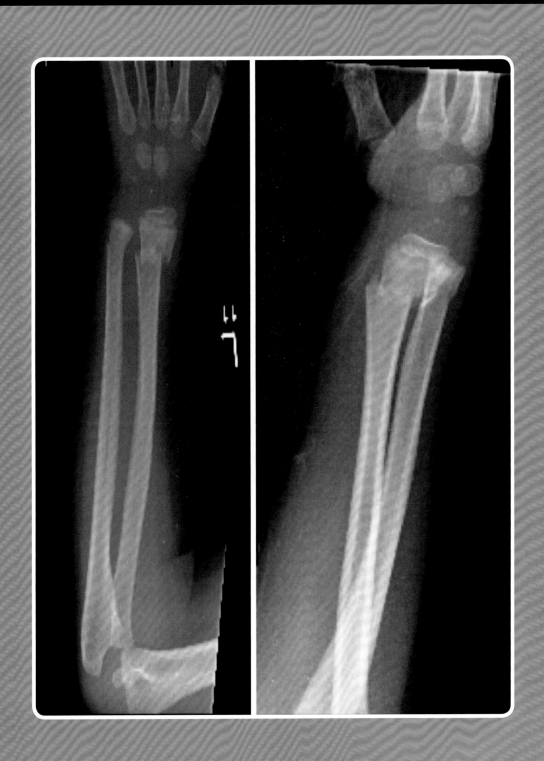

报告：桡骨和尺骨远端骨折

患者 ID　匿名。
投照区域　左腕部。
投照体位　前后位和侧位。
投照技术合理性
• 覆盖范围满意。
• 曝光合适。
• 侧位片不是真正的侧位投照。

骨折详细描述
骨折累及桡骨远侧干骺端。
为横行、单纯性和关节外骨折。
向背侧及外侧（桡侧）有约 5mm 的移位。

约 20° 背侧成角。
无旋转。
桡骨轻微短缩。
骨折累及尺骨远侧干骺端。
为横行、单纯性和关节外骨折。
无横向移位。
轻微外侧（桡侧）成角。
无旋转。
无短缩。

关节
远侧桡尺关节或肘关节无半脱位或脱位，虽然对肘关节未得到满

意的评估。
无关节游离体。
无关节积液或积脂血征。
无关节炎改变。

软组织
轻微软组织肿胀。
无外科性气肿。

背景骨
背景骨正常。

骨病变
无骨病变。

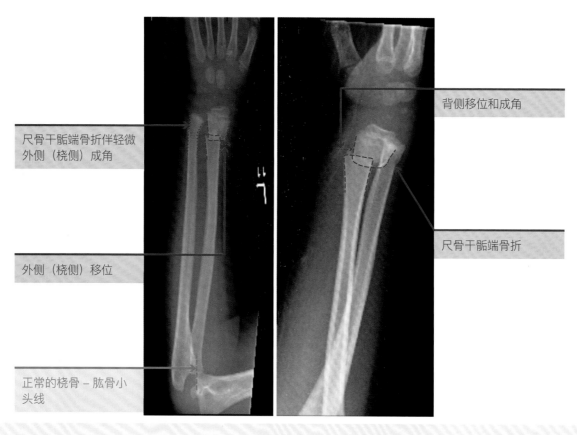

尺骨干骺端骨折伴轻微外侧（桡侧）成角

外侧（桡侧）移位

正常的桡骨 – 肱骨小头线

背侧移位和成角

尺骨干骺端骨折

病例概要与鉴别
　　本例 X 线片显示左侧尺骨和桡骨远端骨折。斜侧位 X 线片可能低估了骨折移位。

临床检查及处理
　　应给予患者镇痛处理。
　　应使用包括肘部以下的背侧夹板固定并复查 X 线片。复查的 X 线片可能显示有明显背侧移位。
　　患者应转诊至骨科，骨科医生将考虑在手术室麻醉下采用或不采用克氏针固定复位。

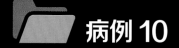

病例 10

一名 9 岁女孩在上学路的人行道上绊倒，左手撑开着地；她自诉手腕疼痛，被她父母送至轻伤科。既往史无特殊。查体示腕周疼痛，手腕可活动但有疼痛。远端脉搏存在，感觉及运动功能保留。闭合性损伤。

需拍摄左腕部前后位和侧位 X 线片以评估骨折。

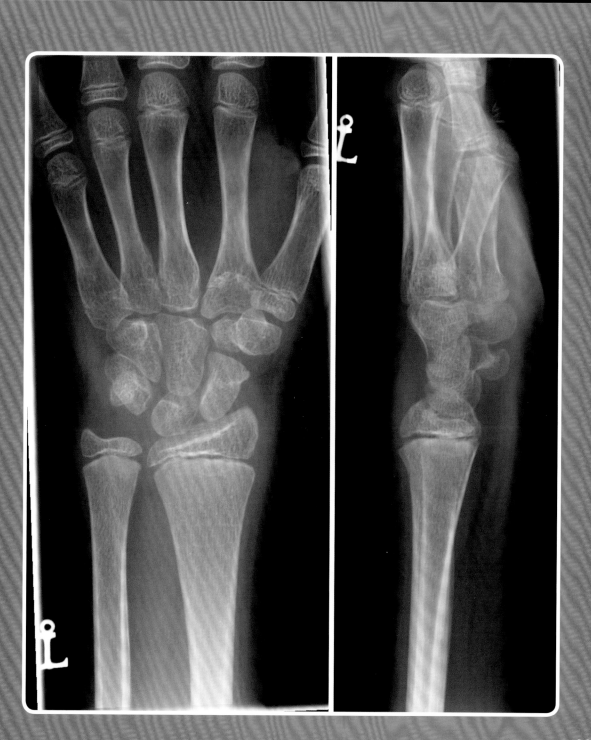

报告：桡骨远端屈曲型骨折

患者 ID　匿名。
投照区域　左腕部。
投照体位　前后位和侧位。
投照技术合理性
- 覆盖范围满意。
- 曝光合适。
- 患者无旋转。

骨折详细描述
骨折累及桡骨远侧干骺端。

为横行、单纯性和关节外骨折。
无移位。
无成角。
无旋转。
无短缩。

关节
无半脱位或脱位。
无关节游离体。
无关节积液或积脂血征。

无关节炎改变。

软组织
无软组织肿胀。
无外科性气肿。

背景骨
背景骨正常。

骨病变
无骨病变。

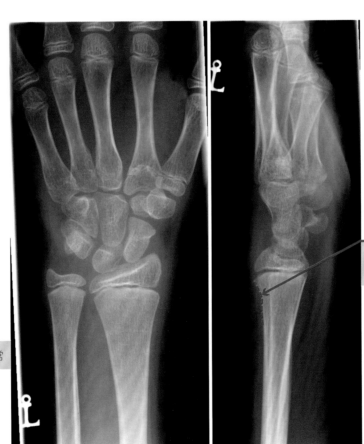

侧位片上可见桡骨干骺端轻微屈曲型骨折

前后位片表现正常

病例概要与鉴别
　　本例侧位 X 线片显示桡骨远端轻微移位的屈曲型骨折。

临床检查及处理
　　应给予患者适当的镇痛处理。
　　应使用弹性腕部夹板，并建议患者开始时抬高患肢、活动手指以减轻肿胀。向患者提供屈曲型骨折宣传册。建议患者除洗澡外的大部分时间要佩戴夹板。患者可在 3 周后去除夹板，并开始轻柔的运动锻炼。重返运动场通常还需要 3 周的时间。

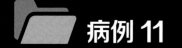

病例 11

一名 55 岁男子和妻子滑冰时摔倒后被送至急诊科。他诉说摔倒时右手伸开着地，右腕剧烈疼痛，无法活动。既往史无特殊。查体可见右腕肿胀，触诊有疼痛。远端脉搏存在，感觉及运动功能保留。闭合性损伤。

需拍摄右腕前后位和侧位 X 线片以评估骨折。

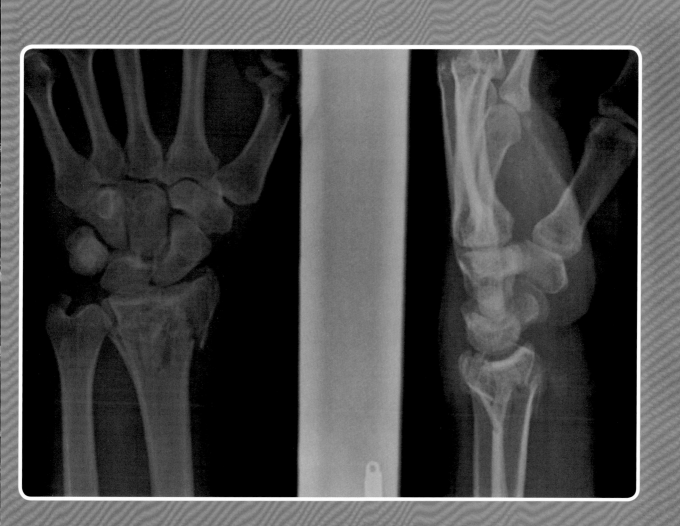

报告：桡骨关节内骨折及尺骨茎突骨折

患者 ID　匿名。
投照区域　右腕部。
投照体位　前后位和侧位。
投照技术合理性
- 覆盖范围满意。
- 曝光合适。
- 患者无旋转。

骨折详细描述
骨折累及桡骨远端。
为横行、粉碎性和关节内骨折。
桡侧（外侧）移位、后侧移位及

背侧（后侧）成角。
无旋转。
有短缩。
骨折累及尺骨茎突。
为横行、单纯性和关节内骨折。
桡侧（外侧）移位。
无成角。
无旋转。

关节
无半脱位或脱位。
无关节游离体。

无关节积液或积脂血征。
无关节炎改变。

软组织
背侧软组织肿胀。
无外科性气肿。

背景骨
背景骨正常。

骨病变
无骨病变。

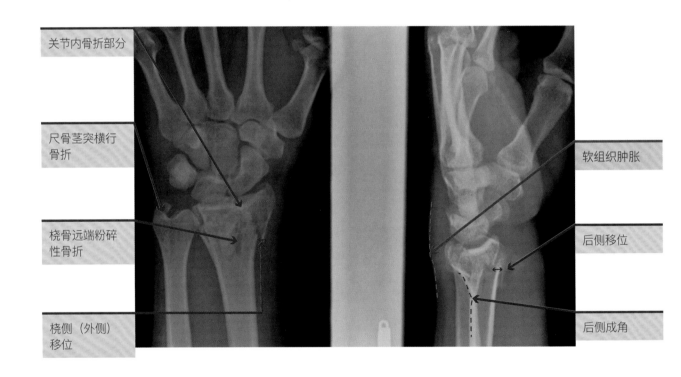

关节内骨折部分

尺骨茎突横行
骨折

桡骨远端粉碎
性骨折

桡侧（外侧）
移位

软组织肿胀

后侧移位

后侧成角

病例概要与鉴别
　　本例 X 线片显示右侧桡骨远端关节内骨折及背侧成角，伴尺骨茎突骨折。

临床检查及处理
　　应给予患者镇痛处理。
　　应采用多种合适的技术诸如镇静、止血、Biers 静脉局部麻醉等在急诊科实施闭合复位。
　　应使用成形的背侧夹板固定，复位后应复查 X 线片。
　　患者应转诊至骨科，骨科医生可能考虑手术固定处理，这取决于患者情况和复位后的 X 线表现。

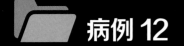

病例 12

　　一名 71 岁女性患者在马路边摔倒后来到急诊科就医。患者主诉摔倒时左手伸开着地，现在左腕非常疼痛。既往有骨质疏松病史。查体可见左腕变形、触压痛和肿胀。远端脉搏存在，感觉及运动功能保留。闭合性损伤。

　　需拍摄左腕前后位和侧位 X 线片以评估骨折。

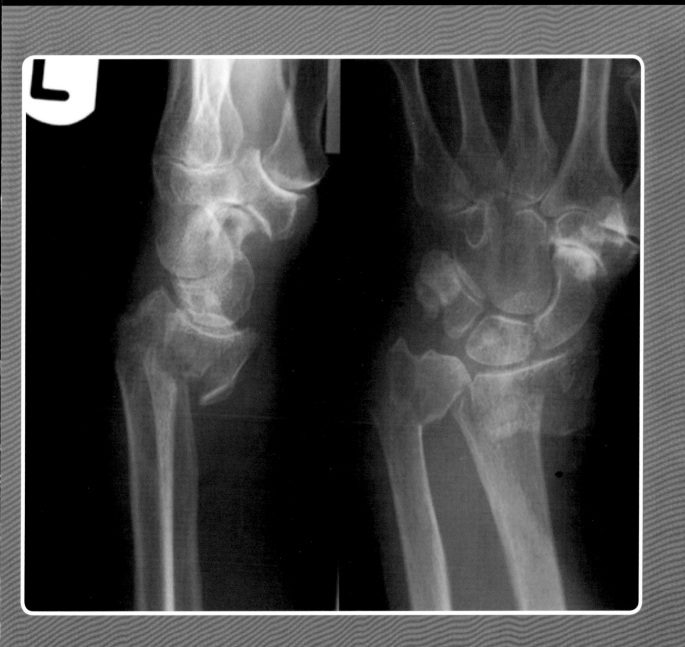

报告：桡骨关节内骨折及尺骨骨折

患者 ID　匿名。
投照区域　左腕部。
投照体位　前后位和侧位。
投照技术合理性
- 覆盖范围满意。
- 曝光合适。
- 患者无旋转。

骨折详细描述
骨折累及桡骨远端。
为横行、单纯性和关节内骨折。
桡侧（外侧）移位，掌侧（前侧）
成角和桡骨短缩。

无旋转。
骨折累及尺骨远端。
为横行、单纯性和关节外骨折。
桡侧（外侧）移位，伴掌侧（前
侧）及桡侧（外侧）成角。
无旋转。
无短缩。

关节
无半脱位或脱位。
无关节游离体。
无关节积液或积脂血征。
手舟骨 - 大多角骨 - 小多角骨关

节有关节炎改变，可见关节间隙
狭窄和关节软骨下骨质硬化。

软组织
手腕远端尺侧软组织肿胀。
无外科性气肿。

背景骨
背景骨正常。

骨病变
无骨病变。

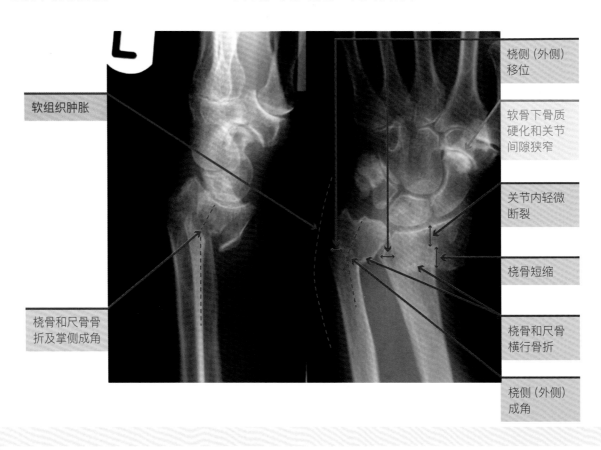

软组织肿胀

桡骨和尺骨骨折及掌侧成角

桡侧（外侧）移位

软骨下骨质硬化和关节间隙狭窄

关节内轻微断裂

桡骨短缩

桡骨和尺骨横行骨折

桡侧（外侧）成角

病例概要与鉴别

本例 X 线片显示左侧桡骨远端关节内骨折及掌侧成角，伴尺骨骨折。

临床检查及处理

应给予患者镇痛处理。
应采用多种合适的技术诸如镇静、止血、Biers 静脉局部麻醉等在急诊科实施闭合复位。
应使用成形的背侧夹板固定，复位后应复查 X 线片。
患者应转诊至骨科，骨科医生可能考虑手术固定处理。

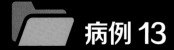

病例 13

一名 76 岁女性患者从家中楼梯上摔落，右手伸开着地，她丈夫送她至医院就诊。患者主诉右手腕疼痛和形态异常。既往史无特殊。查体可见右侧前臂明显变形，手腕压痛。远端脉搏存在，感觉及运动功能保留。闭合性损伤。

需拍摄右腕前后位和侧位 X 线片以评估骨折。

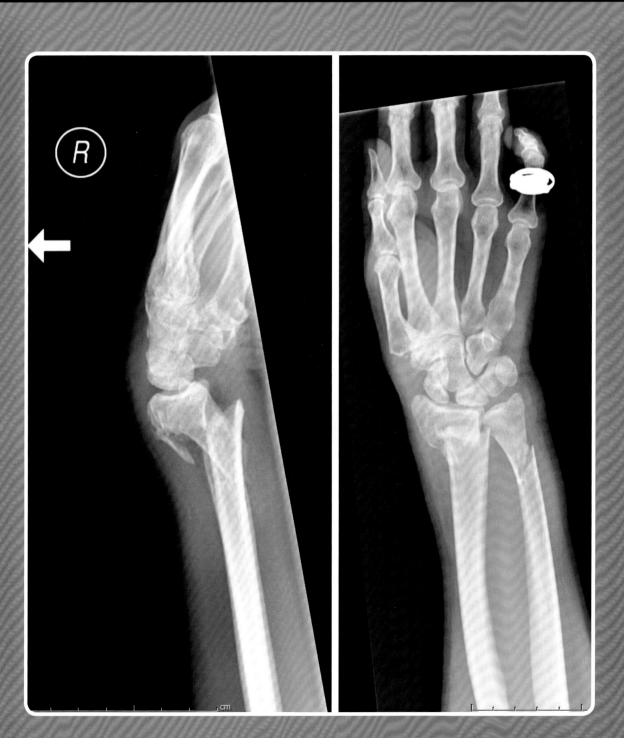

报告：桡骨和尺骨远端骨折

患者 ID　匿名。
投照区域　右腕部。
投照体位　前后位和侧位。
投照技术合理性
- 覆盖范围满意。
- 曝光合适。
- 患者无旋转。

骨折详细描述
骨折累及桡骨远端。
为横行、粉碎性和关节外骨折。
可见显著背侧（后侧）及轻度桡侧

（外侧）移位，伴背侧（后侧）成角。
桡骨短缩。
无旋转。
骨折累及尺骨远端。
为斜行、单纯性和关节外骨折，
伴显著背侧（后侧）成角。
无横向移位。
无旋转。
尺骨无缩短。

关节
无半脱位或脱位。

无关节游离体。
无关节积液或积脂血征。
无关节炎改变。

软组织
软组织肿胀。
无外科性气肿。

背景骨
背景骨正常。

骨病变
无骨病变。

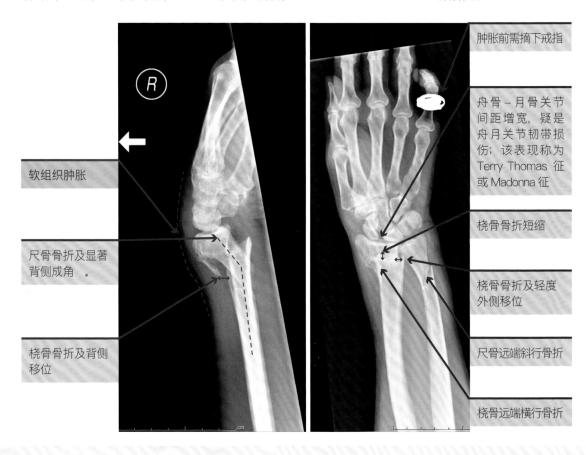

软组织肿胀

尺骨骨折及显著背侧成角。

桡骨骨折及背侧移位

肿胀前需摘下戒指

舟骨－月骨关节间距增宽，疑是舟月关节韧带损伤；该表现称为 Terry Thomas 征或 Madonna 征

桡骨骨折短缩

桡骨骨折及轻度外侧移位

尺骨远端斜行骨折

桡骨远端横行骨折

病例概要与鉴别
　　本例 X 线片显示桡骨远端骨折及背侧成角和移位，伴尺骨远端骨干骨折。

临床检查及处理
　　应给予患者镇痛处理。
　　应采用多种合适的技术诸如镇静、止血、Biers 静脉局部麻醉等在急诊科实施闭合复位。
　　应使用成形的背侧夹板固定，复位后应复查 X 线片。
　　患者应转诊至骨科，骨科医生可能考虑手术固定处理。

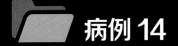
一名9岁男孩在学校操场踢足球时绊倒,右手伸开着地,他的母亲送他到至急诊科。他的右手十分疼痛,有明显变形。既往史无特殊。查体可见右手腕明显畸形。虽然他的右手肤色粉红,但桡部脉搏未能触及。感觉及运动功能在初始检查时还尚可,但经进一步检查时患儿诉手指有放电的感觉。闭合性损伤。

需拍摄右腕前后位和侧位 X 线片以评估骨折。

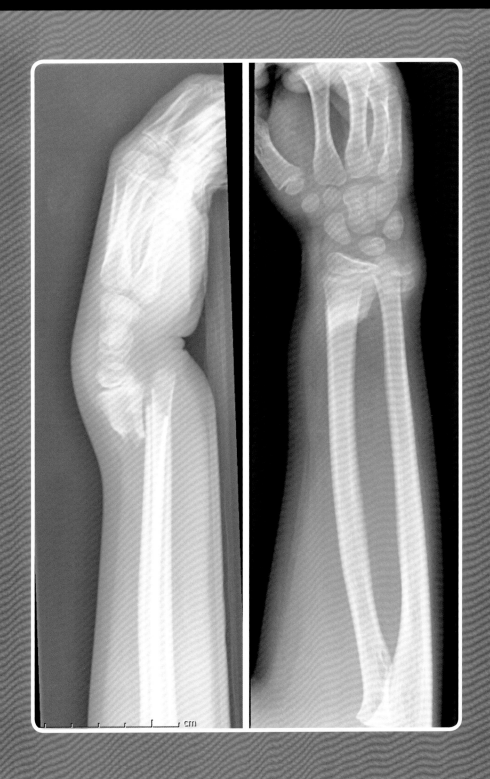

报告：桡骨和尺骨远侧干骺端骨折

患者ID 匿名。
投照区域 右腕部。
投照体位 前后位和侧位。
投照技术合理性
• 覆盖范围满意。
• 曝光合适。
• 患者无旋转。

骨折详细描述
骨折累及桡骨远侧干骺端。
为横行、单纯性和关节外骨折。
完全性背侧（后侧）移位，背侧

（后侧）成角。
显著短缩。
无旋转。
骨折累及尺骨远侧干骺端。
为横行、单纯性和关节外骨折。
完全性背侧（后侧）移位，背侧
（后侧）成角。
显著短缩。
无旋转。

关节
无半脱位或脱位。

无关节游离体。
无关节积液或积脂血征。
无关节炎改变。

软组织
软组织肿胀。
无外科性气肿。

背景骨
背景骨正常。

骨病变
无骨病变。

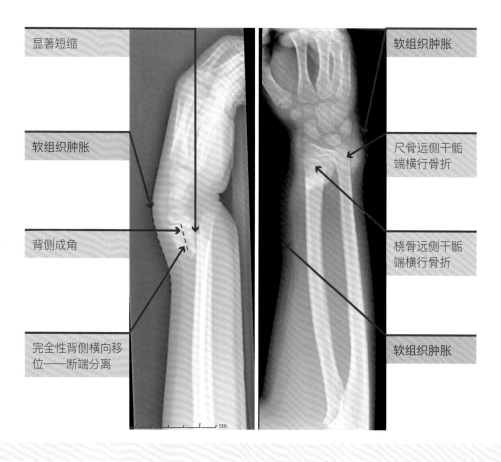

显著短缩

软组织肿胀

背侧成角

完全性背侧横向移位——断端分离

软组织肿胀

尺骨远侧干骺端横行骨折

桡骨远侧干骺端横行骨折

软组织肿胀

病例概要与鉴别
　　本例X线片显示右侧桡骨和尺骨远侧干骺端骨折，伴完全性背侧移位及显著短缩。血管及感觉功能遭受损伤。

临床检查及处理
　　应给予患者镇痛处理。
　　由于脉搏未能触及，患者需紧急转诊至骨科。进一步的处理包括在手术室X线下做闭合性复位，并可能需要克氏针辅助固定。复位后，需要对脉搏、感觉和运动功能进行一系列检查。
　　由于复位前手部肤色粉红，故脉搏和感觉功能最有可能得到恢复；若存在任何疑虑，应尽早咨询血管专科意见。

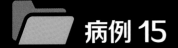

病例 15

一名 88 岁女性老年痴呆患者在养老院屋内跌倒，工作人员发现后并注意到她的左腕变形，叫救护车送她到急诊科。唯一重要病史为阿尔茨海默症。查体可见左手腕明显畸形，有触诊疼痛。但远端脉搏存在，感觉及运动功能保留。闭合性损伤。

需拍摄左腕前后位和侧位 X 线片以评估骨折。

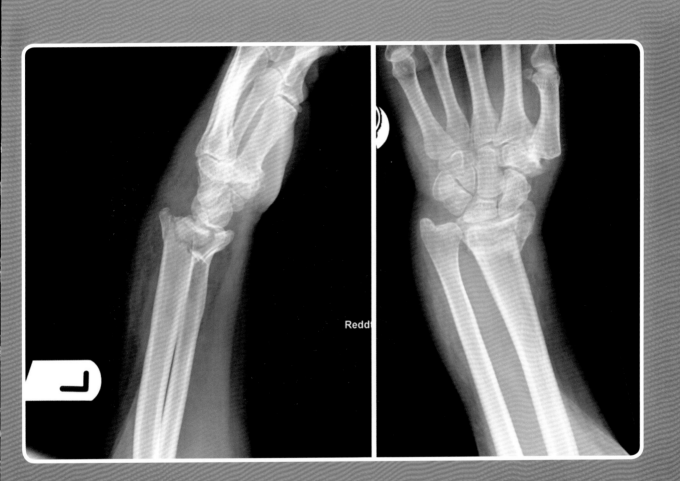

报告：桡骨远端关节内骨折

患者 ID　匿名。
投照区域　左腕部。
投照体位　前后位和侧位。
投照技术合理性
- 覆盖范围满意。
- 曝光合适。
- 患者侧位轻微旋转。

骨折详细描述
骨折累及桡骨远端。
为横行、粉碎性和关节内骨折。

掌侧（前侧）成角，可见短缩。
无移位。
无旋转。

关节
无半脱位或脱位。
无关节游离体。
无关节积液或积脂血征。
第一掌腕关节有关节炎改变，可见关节间隙狭窄和关节软骨下骨质硬化。

软组织
软组织肿胀。
无外科性气肿。

背景骨
背景骨正常。

骨病变
无骨病变。

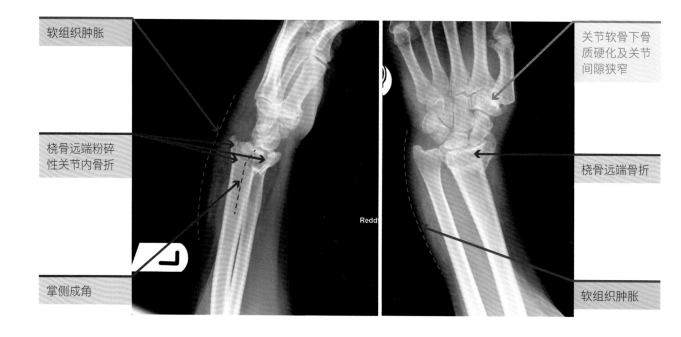

病例概要与鉴别
　　本例 X 线片显示桡骨远端关节内骨折，伴掌侧成角。

临床检查及处理
　　应给予患者镇痛处理。
　　鉴于患者的功能状态（痴呆、养老院居住），她最有可能接受非手术治疗处理，在急诊科内进行复位并石膏固定 6 周。
　　对于情况较好、需求较高的患者，可转诊至骨科考虑手术固定。

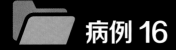

病例 16

一名 27 岁女性患者从浴室出来时在潮湿的地板上滑倒，右手伸开着地，后到急诊科就诊。现在患者诉说右手非常疼痛及青肿。既往史无特殊。查体可见手腕压痛，所有活动都疼痛。远端脉搏存在，感觉及运动功能保留。闭合性损伤。

需拍摄右腕前后位和侧位 X 线片以评估骨折。

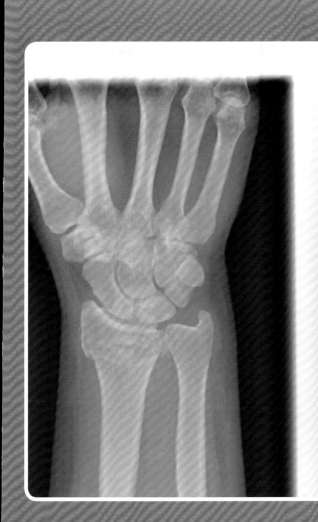
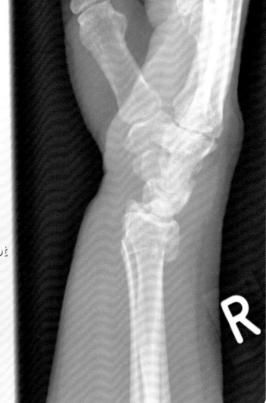

Red Dot

R

报告：Colles 骨折

患者 ID　匿名。
投照区域　右腕部。
投照体位　前后位和侧位。
投照技术合理性
- 覆盖范围满意。
- 曝光合适。
- 患者无旋转。

骨折详细描述
骨折累及桡骨远端。

为横行、单纯性和关节外骨折。
背侧成角，有短缩。
无移位。
无旋转。

关节
无半脱位或脱位。
无关节游离体。
无关节积液或积脂血征。
无关节炎改变。

软组织
无软组织肿胀。
无外科性气肿。

背景骨
背景骨正常。

骨病变
无骨病变。

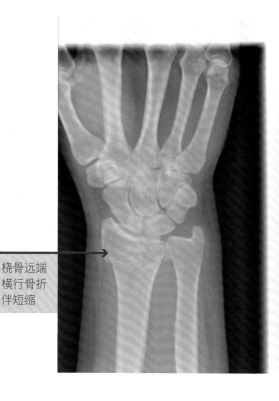

桡骨远端
横行骨折
伴短缩

Red Dot

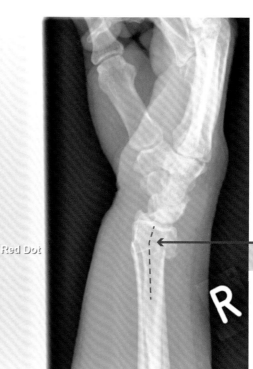

背侧成角

R

病例概要与鉴别

　　本例 X 线片显示桡骨远端骨折伴背侧成角，这种骨折称为 Colles 骨折。

临床检查及处理

　　应给予患者镇痛处理。

　　应采用多种合适的技术诸如镇静、止血、Biers 静脉局部麻醉等在急诊科实施闭合复位。

　　应使用成形的背侧夹板固定，复位后应复查 X 线片。

　　如果复位后仍有移位，应转诊至骨科，骨科医生可能考虑在全麻下行克氏针固定复位。

　　如果复位满意，则需做系列的 X 线片复查以确保再无移位。

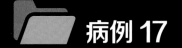

病例 17

一名 53 岁男性患者于清晨在泥泞的田地里滑倒，右手伸开着地，到急诊科就诊，主诉右手疼痛。既往史无特殊。查体可见右手腕和鼻烟窝触痛，右手腕所有活动都疼痛。远端脉搏存在，感觉及运动功能保留。闭合性损伤。

需拍摄右腕前后位和侧位 X 线片以评估骨折。

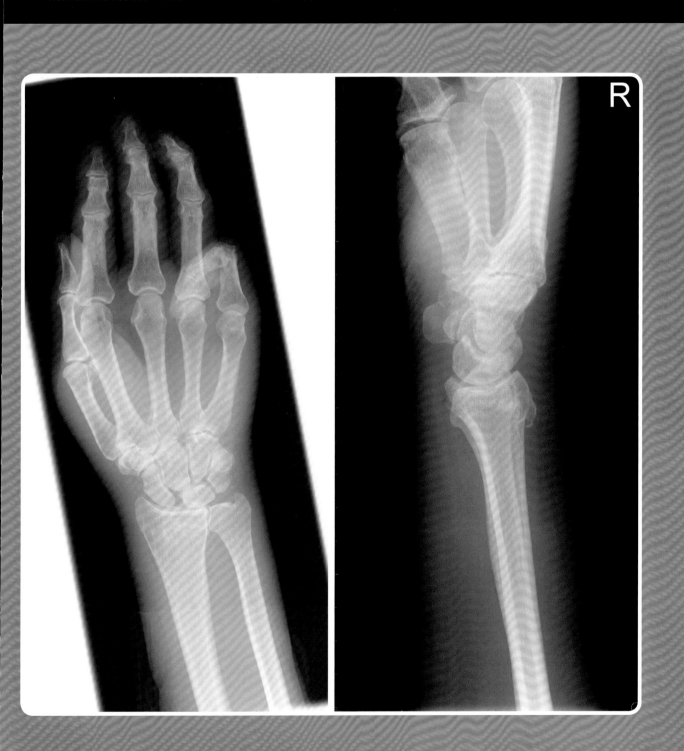

报告：桡骨远端骨折伴 Terry Thomas 征

患者 ID　匿名。

投照区域　右腕部。

投照体位　前后位和侧位。

投照技术合理性
- 覆盖范围满意。
- 曝光合适。
- 患者无旋转。

骨折详细描述

右侧桡骨远端背侧皮质不规则，符合骨折表现。

为横行、单纯性和关节外骨折。

无移位。

无成角。

无旋转。

无缩短。

关节

舟月骨间隙增宽，提示舟月骨分离。

无关节游离体。

无关节积液或积脂血征。

无关节炎改变。

软组织

无软组织肿胀。

无外科性气肿。

背景骨

背景骨正常。

骨病变

无骨病变。

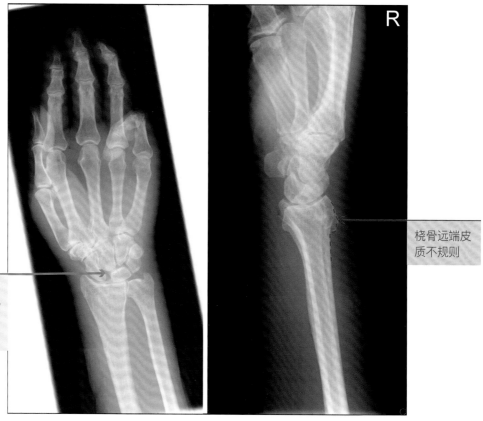

舟月骨间隙增宽，称为 Terry Thomas 或 Madonna 征

桡骨远端皮质不规则

病例概要与鉴别

　　本例 X 线片显示右侧桡骨远端无移位性骨折，伴手舟骨与月骨分离。

临床检查及处理

　　应给予患者镇痛相关处理。

　　舟月骨分离需转诊至整形外科或手外科处理，治疗可能包括舟月韧带紧急修复。

　　骨折将需要使用包括肘部以下的石膏固定 4 周。

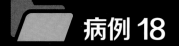

病例 18

　　一名 37 岁男性患者骑自行车下坡失控摔倒，车速约为 48km/h，左手伸开着地。患者感觉手部疼痛，中指和环指感觉刺痛，到急诊科就诊。既往史无特殊。查体可见手腕骨压痛、腕部肿胀。远端脉搏存在，正中神经分布区感觉异常，其余部位感觉及运动功能保留。闭合性损伤。

　　需拍摄左腕前后位和侧位 X 线片以评估骨折。

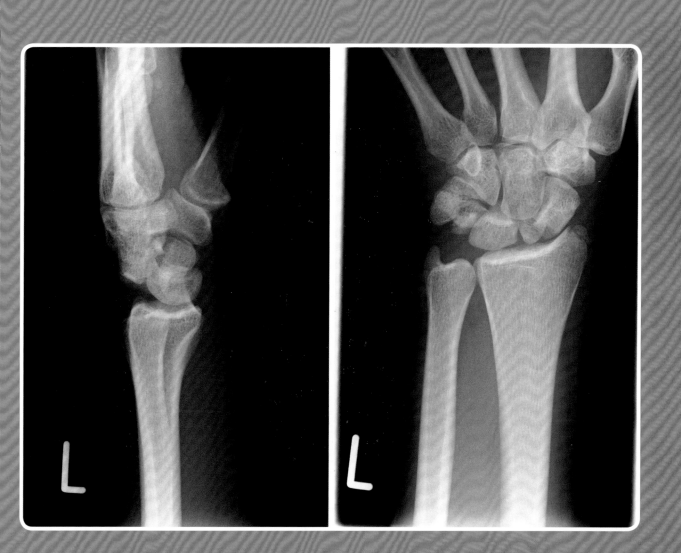

报告：经手舟骨月骨周围脱位伴相关的桡骨茎突骨折

患者 ID　匿名。
投照区域　左腕部。
投照体位　前后位和侧位。
投照技术合理性
• 覆盖范围满意。
• 曝光合适。
• 患者无旋转。

骨折详细描述
骨折累及桡骨茎突。
为斜行、单纯性和关节内骨折。
可见轻微移位。
无成角。

无旋转。
无缩短。
手舟骨近端骨折。
为斜行、单纯性和关节内骨折。
可见轻微移位。
无成角。
无旋转。
无缩短。

关节
月骨与桡骨远端排列对位正常，头状骨和其他腕骨向背侧（后侧）脱位。

无关节游离体。
无关节积液或积脂血征。
无关节炎改变。

软组织
无软组织肿胀。
无外科性气肿。

背景骨
背景骨正常。

骨病变
无骨病变。

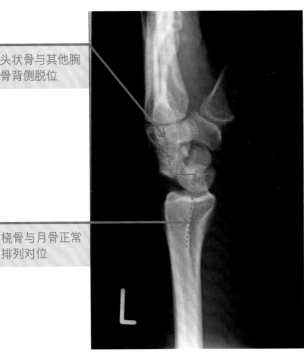
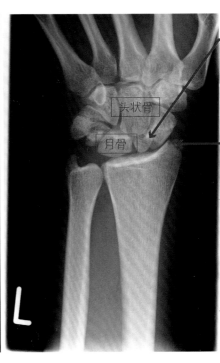

头状骨与其他腕骨背侧脱位

手舟骨近端骨折

头状骨

月骨

桡骨茎突无移位性骨折

桡骨与月骨正常排列对位

病例概要与鉴别

　　本例 X 线片显示左侧经手舟骨月骨周围脱位，同时伴相关的桡骨茎突骨折。临床表现提示正中神经损伤。

临床检查及处理

　　应给予患者镇痛处理。
　　应紧急转诊至骨科，骨科医生可能考虑做闭合复位、应用成形的背侧夹板固定和进行急性腕管减压术。
　　最佳治疗为将患者转诊至手外科或整形外科进行切开复位、韧带修复和舟状骨骨折固定。

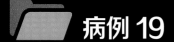

一名 34 岁女性患者在上楼时摔倒，左臂伸开着地；患者手腕疼痛，她的同伴担心她手腕骨折，将她送至急诊科。既往史无特殊。查体可见左腕压痛，手腕可活动，但疼痛。远端脉搏存在，感觉及运动功能保留。闭合性损伤。

需拍摄左腕前后位和侧位 X 线片以评估骨折。

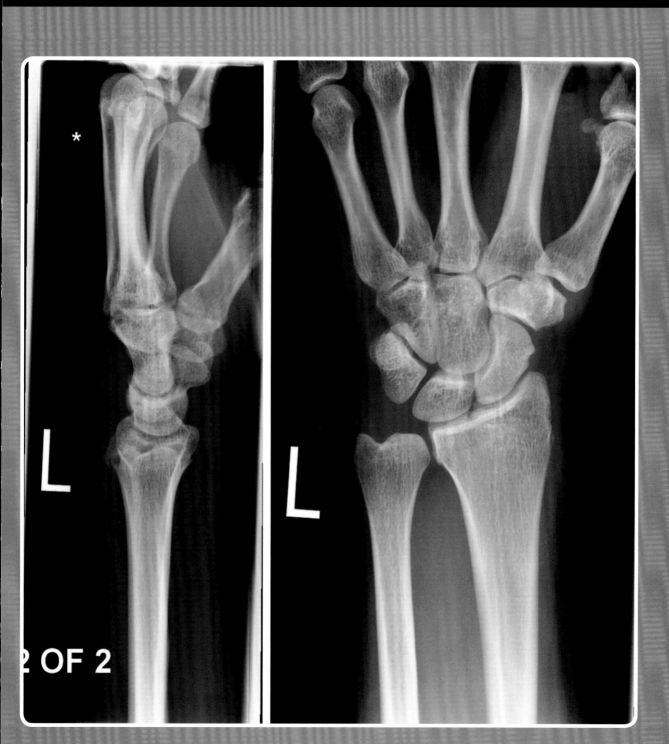

报告：桡骨远端关节内骨折

患者 ID　匿名。
投照区域　左腕部。
投照体位　前后位和侧位。
投照技术合理性
• 覆盖范围满意。
• 曝光合适。
• 患者无旋转。

骨折详细描述
桡骨远端背侧皮质不规则，符合骨折表现；在 X 线前后位片上

示骨折线延伸至关节面。
为单纯性和关节内骨折。
无移位。
无成角。
无旋转。
无缩短。

关节
无脱位或半脱位。
无关节游离体。
无关节积液或积脂血征。

无关节炎改变。

软组织
无软组织肿胀。
无外科性气肿。

背景骨
背景骨正常。

骨病变
无骨病变。

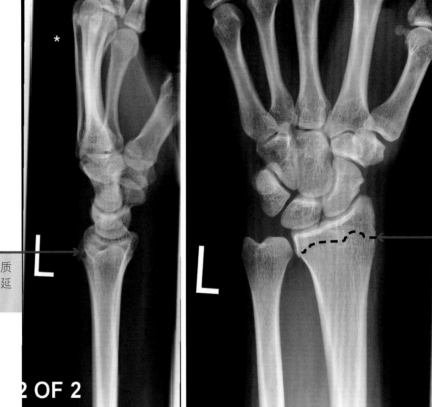

桡骨远端背侧皮质不规则，骨折线延伸至掌侧骨皮质

隐蔽的骨折线

病例概要与鉴别
　　本例侧位 X 线片显示左侧桡骨远端无移位性的关节内骨折。

临床检查及处理
　　应给予患者镇痛处理。
　　应做 CT 扫描以评估关节内骨质分裂的移位程度。
　　如果移位＜ 2mm，骨折可通过非手术治疗，使用包括肘部以下石膏固定 6 周。

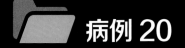

病例 20

一名 17 岁男性患者在公园慢跑时绊倒，左手掌着地，被送至急诊科。患者左手肿胀和疼痛，既往史无特殊。查体可见左腕尺侧压痛，握力减低。远端脉搏存在，感觉及运动功能保留。闭合性损伤。

需拍摄左腕前后位和侧位 X 线片以评估骨折。

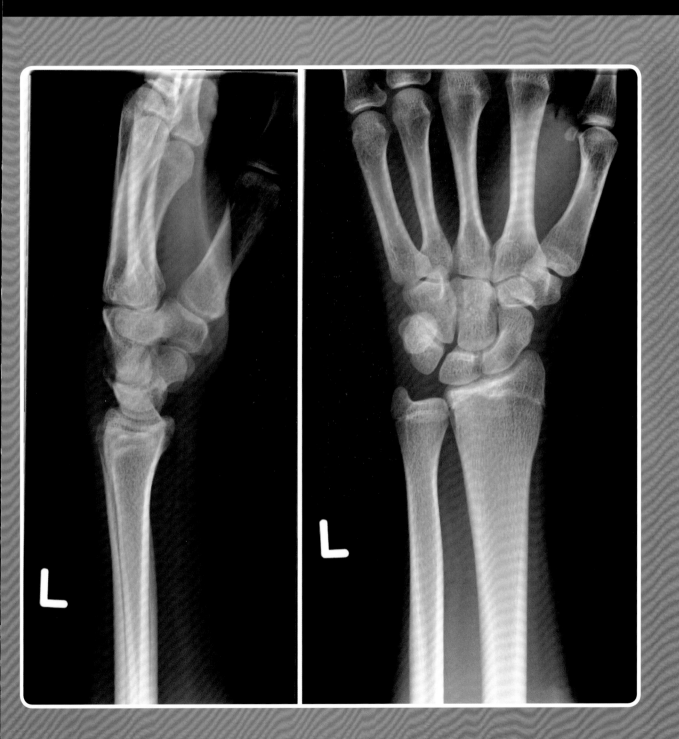

报告：三角骨骨折

患者 ID　匿名。

投照区域　左腕部。

投照体位　前后位和侧位。

投照技术合理性

- 覆盖范围满意。
- 曝光合适。
- 患者无旋转。

骨折详细描述

左侧近排腕骨背侧可见小的骨碎片，符合三角骨骨折表现。

为横行、单纯性和关节外骨折。

无移位。

无成角。

无旋转。

无缩短。

关节

无脱位或半脱位。

无关节游离体。

无关节积液或积脂血征。

无关节炎改变。

软组织

软组织肿胀。

无外科性气肿。

背景骨

背景骨正常。

骨病变

无骨病变。

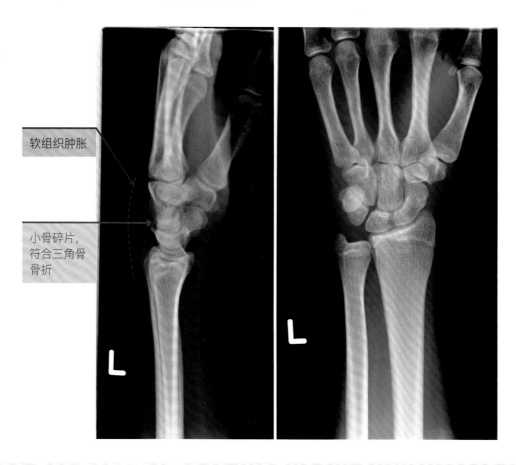

软组织肿胀

小骨碎片，符合三角骨骨折

病例概要与鉴别

　　本例侧位 X 线片显示左手三角骨骨折。

临床检查及处理

　　应给予患者镇痛处理。

　　在大多数情况下应给患者使用穿戴尼龙搭扣式手腕夹板。

　　随着疼痛减轻后，患者可以开始做一些温和的运动锻炼。

　　如果出现手腕肿胀、疼痛及僵直，建议尽早转诊至手外科治疗。

第二部分　上　肢

UPPER LIMB

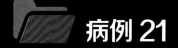

病例 21

一名 20 岁女学生在滑冰时摔倒，左前臂着地，被送至急诊科。既往史无特殊。查体可见左前臂明显畸形伴肿胀和挫伤，因疼痛不能内旋。远端脉搏存在，感觉及运动功能保留。闭合性损伤。

需拍摄包括肘部、腕部的左前臂前后位和侧位 X 线片以评估骨折。

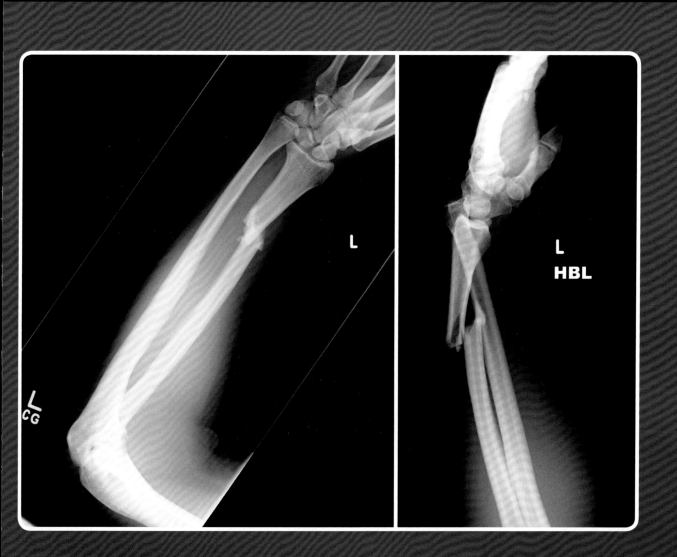

报告：Galeazzi 骨折 – 脱位

患者 ID　匿名。

投照区域　左前臂。

投照体位　前后位和侧位。

投照技术合理性
- 正位覆盖范围满意。
- 侧位覆盖范围不满意，未包括肘关节。
- 曝光合适。
- 患者无旋转。

骨折详细描述

桡骨远侧 1/3 骨干骨折。

为斜行、粉碎性和关节外骨折。

骨折远端向背侧（后侧）及内侧（朝向尺侧）移位。

掌侧成角约 30°。

无旋转。

无短缩。

关节

远侧桡尺关节脱位。

肘关节看似协调，但未充分评估。

无关节游离体。

无关节积液或积脂血征。

无关节炎改变。

软组织

无软组织肿胀。

无外科性气肿。

背景骨

背景骨正常。

骨病变

无骨病变。

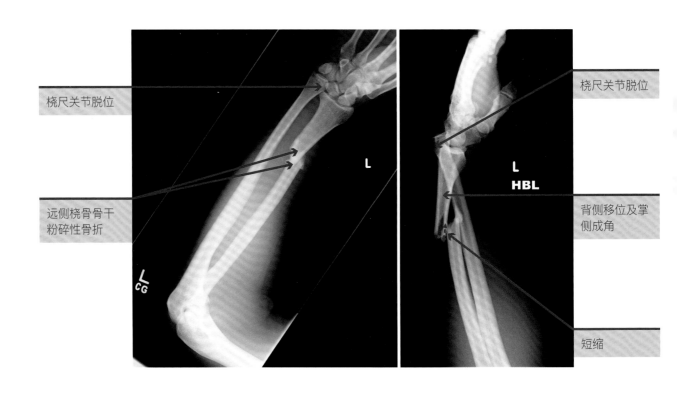

桡尺关节脱位

远侧桡骨骨干粉碎性骨折

桡尺关节脱位

背侧移位及掌侧成角

短缩

病例概要与鉴别

　　本例 X 线片显示桡骨远侧 1/3 骨干移位性骨折，伴有相关的桡尺关节脱位，符合 Galeazzi 骨折‑脱位表现。

临床检查及处理

　　需再拍摄肘关节侧位 X 线片。

　　应给予患者适当的镇痛处理。

　　在急诊科内由骨科医生指导下可尝试镇静地给患者复位。

　　应使用成形的背侧夹板固定，再复查 X 线片以评价复位位置情况。

　　Galeazzi 骨折‑脱位需手术治疗，应尽早转诊至骨科处理。

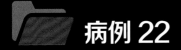
一名 4 岁男孩在蹦床上跌倒，右臂受伤，被他的父母送至急诊科。既往史无特殊。查体可见前臂明显畸形肿胀。远端脉搏存在，感觉及运动功能保留。闭合性损伤。

需拍摄右前臂前后位和侧位 X 线片以评估骨折。

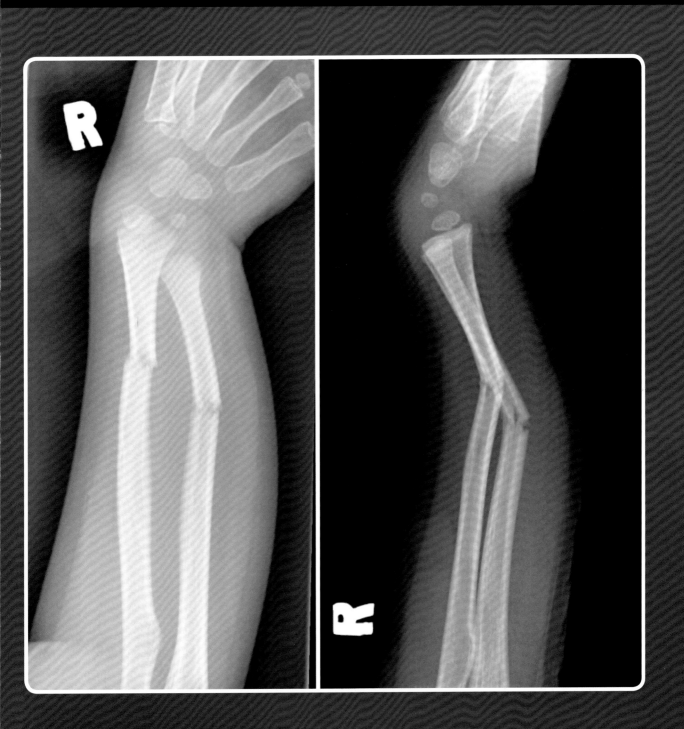

报告：桡骨和尺骨干骨折

患者 ID　匿名。
投照区域　右前臂。
投照体位　前后位和侧位。
投照技术合理性
- 覆盖范围不满意，两个体位 X 线片均未包括肘关节。
- 曝光合适。
- 患者无旋转。

骨折详细描述
骨折累及桡骨远侧 1/3 骨干。
为横行、单纯性和关节外骨折。
无移位。

明显掌侧成角约 30°。
无旋转。
无短缩。
骨折累及尺骨远侧 1/3 骨干。
为横行、单纯性和关节外骨折。
无移位。
约 45° 背侧显著成角，约 15° 桡侧成角。
无旋转。
无缩短。

关节
无脱位或半脱位。

无关节游离体。
无关节积液或积脂血征。
无关节炎改变。

软组织
无软组织肿胀。
无外科性气肿。

背景骨
背景骨正常。

骨病变
无骨病变。

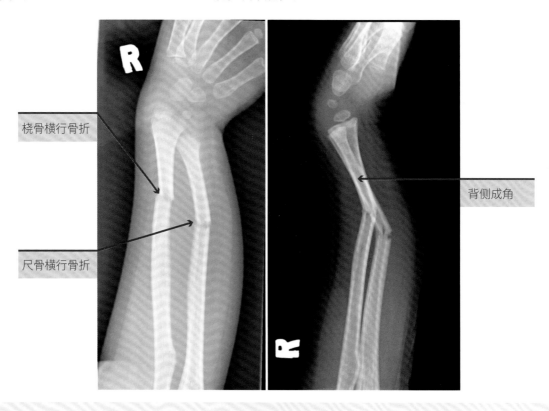

桡骨横行骨折
尺骨横行骨折
背侧成角

病例概要与鉴别
　　本例 X 线片显示桡骨和尺骨远侧 1/3 骨干骨折及背侧成角。

临床检查及处理
　　应给予患者适当的镇痛处理。
　　再复查包括肘关节的 X 线片。
　　应在急诊科内在镇静状态下由骨科医生给患者复位。通常经过患者鼻内给予二醋吗啡和氧化亚氮的混合物得以镇静。在石膏铸型固定后，复查 X 线片以评价复位位置情况。
　　若位置满意，则需 1 周后复查 X 线片确认无再移位。应建议患儿父母抬高患儿的患肢，并关注肿胀情况。若复位不满意，骨科医生将考虑在治疗基础上进一步处理，用或不用弹性髓内钉固定。

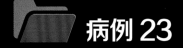
一名 10 岁男孩在学校玩橄榄球时被擒住摔倒在地，被其他球员叠压；随后，他感到"啪"的一声，一只手臂明显变形，被送至急诊科。既往史无特殊。查体可见手臂明显变形，前臂中部肿胀、压痛。远端脉搏存在。所有手指感觉异常，但运动功能保留。闭合性损伤。

需拍摄左前臂前后位和侧位 X 线片以评估骨折。

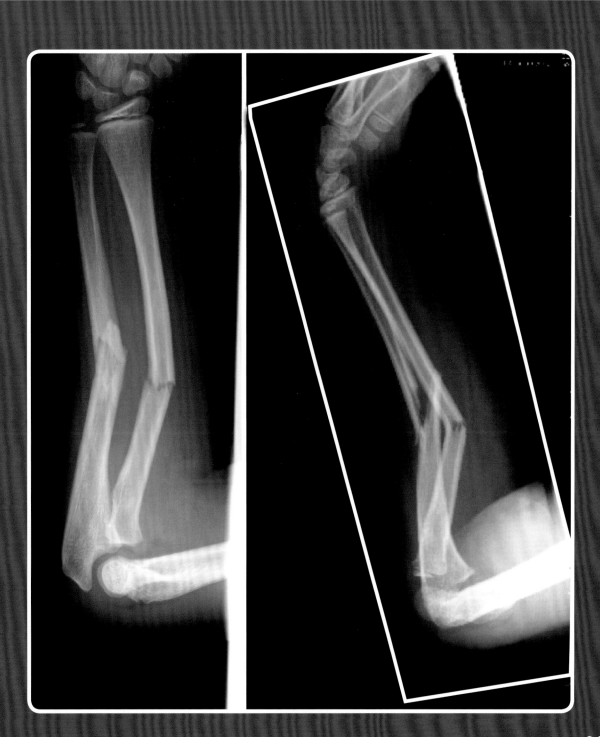

报告：桡骨、尺骨干骨折

患者 ID　匿名。
投照区域　左侧桡骨和尺骨。
投照体位　前后位和侧位。
投照技术合理性
- 覆盖范围满意。
- 曝光合适。
- 患者无旋转。

骨折详细描述
桡骨中段 1/3（骨干）骨折。
为横行、单纯性和关节外骨折。
无移位。
背侧、内侧（朝向尺骨）成角。

无旋转。
无短缩。
相似的骨折累及尺骨中段 1/3
（骨干）。
为斜行、单纯性和关节外骨折。
无移位。
背侧、内侧（朝向尺骨）成角。
无旋转。
无短缩。

关节
远侧桡尺关节或肘关节无半脱位
或脱位。

无关节游离体。
无关节积液或积脂血征。
无关节炎改变。

软组织
近端前臂软组织肿胀。
无外科性气肿。

背景骨
背景骨正常。

骨病变
无骨病变。

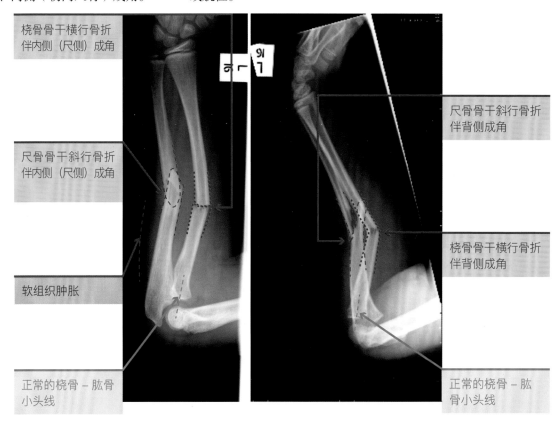

桡骨骨干横行骨折伴内侧（尺侧）成角

尺骨骨干斜行骨折伴内侧（尺侧）成角

软组织肿胀

正常的桡骨－肱骨小头线

尺骨骨干斜行骨折伴背侧成角

桡骨骨干横行骨折伴背侧成角

正常的桡骨－肱骨小头线

病例概要与鉴别
　　本例 X 线片显示桡骨中段和尺骨中段骨干移位性骨折。

临床检查及处理
　　应给予患者适当的镇痛处理。
　　患者应使用包括肘部以上背侧夹板固定。
　　患者应转诊至骨科，骨科医生考虑手术固定，采用切开复位与内固定或髓内弹性钛钉固定。

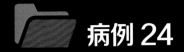

病例 24

一名 7 岁男孩从攀登架顶部摔落，右手伸开着地，被送至急诊科。既往史无特殊。查体可见前臂畸形，肘部肿胀，患者肘关节前部和前臂中部压痛。远端脉搏存在。感觉和运动功能保留。闭合性损伤。

需拍摄包含肘部的右前臂前后位和侧位 X 线片以评估骨折。

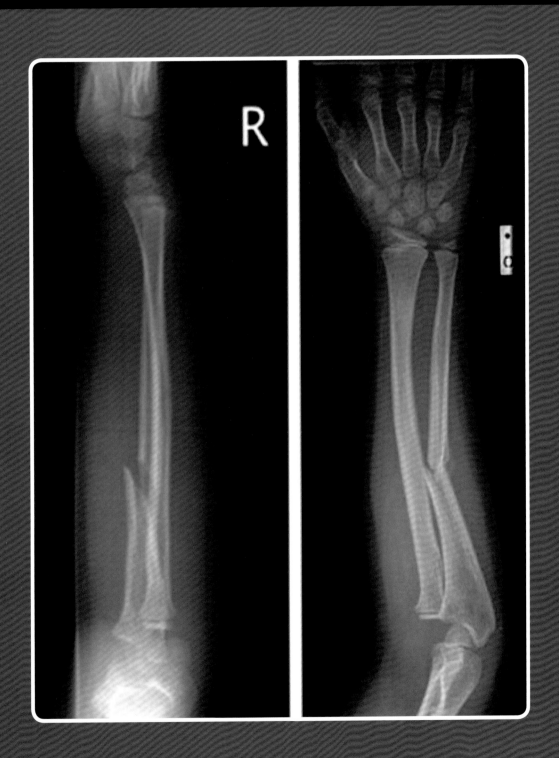

报告：Monteggia 骨折 – 脱位

患者 ID　匿名。

投照区域　包含肘部的右前臂。

投照体位　前后位和侧位。

投照技术合理性
- 覆盖范围满意。
- 曝光合适。
- 患者无旋转。

骨折详细描述

骨折累及右侧尺骨近侧 1/3(骨干)。

为斜行、单纯性和关节外骨折。

背侧移位约 5mm。

内侧（尺侧）成角约 30°。

无旋转。

无短缩。

关节

桡骨头前脱位。

无关节游离体。

无关节积液或积脂血征。

无关节炎改变。

软组织

前臂桡侧软组织肿胀。

无外科性气肿。

背景骨

背景骨正常。

骨病变

无骨病变。

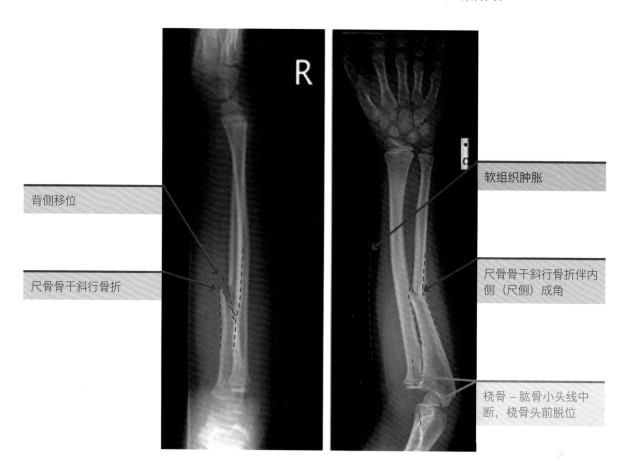

背侧移位

尺骨骨干斜行骨折

软组织肿胀

尺骨骨干斜行骨折伴内侧（尺侧）成角

桡骨 – 肱骨小头线中断，桡骨头前脱位

病例概要与鉴别

　　本例 X 线片显示一成角及移位性尺骨骨干骨折，伴相关的桡骨头脱位。这种损伤表现符合 Monteggia 骨折 – 脱位。

临床检查及处理

　　应给予患者适当的镇痛处理。

　　应使用包括肘部以上的背侧夹板固定。患者应转诊至骨科。

　　尺骨需解剖复位，并使桡骨头脱位得以减轻，这种骨折可能需要切开复位与内固定。

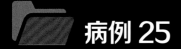

病例 25

一名 78 岁女性患者从 5 级台阶上跌落，右臂屈曲着地，被送至急诊科。既往有房颤及高血压病史。急诊科立刻对患者做了完整的 ATLS 系统评估，确定没有立即威胁生命或肢体的损伤。再次查体可见右肘压痛、肿胀和挫伤。患者肘关节伸展受限，但能轻微弯曲伴疼痛。远端脉搏存在，感觉和运动功能保留。闭合性损伤。

需拍摄右肘前后位和侧位 X 线片以评估骨折。

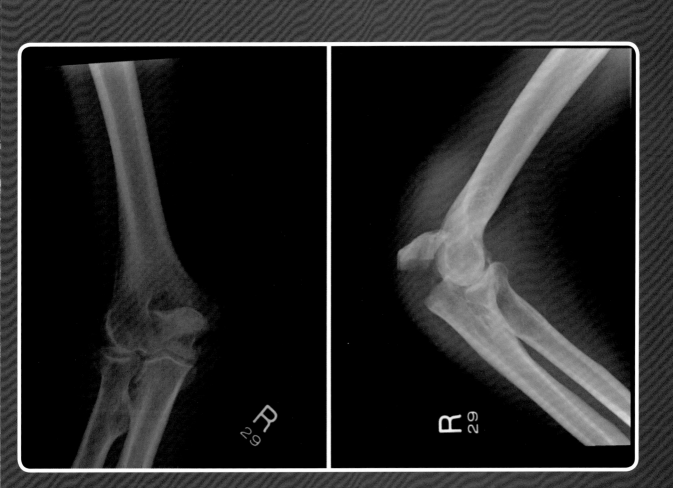

报告：关节内鹰嘴骨折

患者 ID　匿名。
投照区域　右肘部。
投照体位　前后位和侧位。
投照技术合理性
- 覆盖范围满意。
- 曝光合适。
- 患者无旋转。

骨折详细描述
鹰嘴骨折。
为横行、单纯性和关节内骨折。
显著向后侧移位。
无成角。

无旋转。
无短缩。
邻近内侧髁可见一骨碎片，碎片边缘锐利，可能代表为陈旧骨折，但作为鉴别诊断也可能解释为另一新发骨折。

关节
无脱位或半脱位，尤其桡肱关节线正常。
无关节游离体。
前部脂肪垫抬高，符合关节积液表现。

桡肱关节有退行性改变，骨赘形成。

软组织
软组织明显肿胀。
无外科性气肿。

背景骨
背景骨正常。

骨病变
无骨病变。

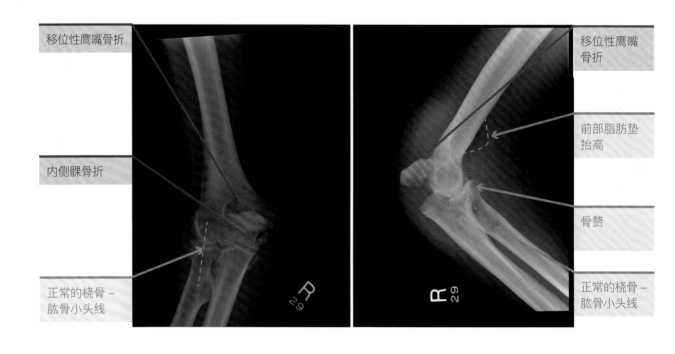

病例概要与鉴别
　　本例 X 线片显示关节内的移位性鹰嘴骨折。可能伴肱骨内侧髁骨折，但这更可能代表为陈旧损伤。

临床检查及处理
　　应给予患者适当的镇痛处理。
　　依照疼痛程度不同，患者最初可使用宽巾臂悬吊带或包括肘部以上的背侧夹板固定。
　　患者应转诊至骨科，骨科医生考虑使用张力带钢丝内固定鹰嘴的切开复位与内固定术，2 周后进行早期运动锻炼。

（病例 1～25　罗晓捷，译）

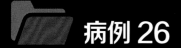
一名 60 岁柔道教练在示范格斗术时摔倒，他伸出手臂着地。旁观者发现他手臂出现变形，患者感到明显疼痛，呼叫救护车就医。既往史无特殊。查体可见右肘明显变形，肢体远端脉搏存在，但正中神经分布区域感觉异常，其余区域感觉和运动功能保留。闭合性损伤。

需拍摄右肘前后位及侧位 X 线片以评估骨折。

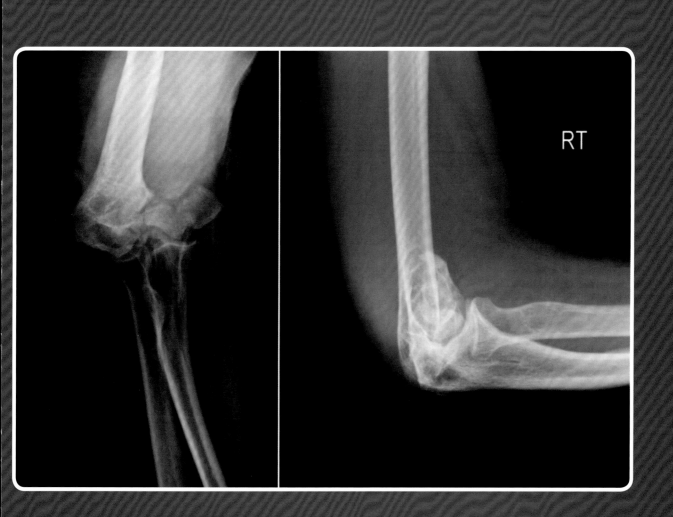

报告：肱骨远端骨折伴肘关节半脱位

患者 ID　匿名。
投照区域　右肘。
投照体位　前后位和侧位。
投照技术合理性
- 覆盖范围满意。
- 曝光合适。
- 患者无旋转。

骨折详细描述
骨折累及远端肱骨髁。
准确的骨折类型难以评估，但似乎为 T 形、粉碎性和关节内骨折。

远端骨折碎片可见明显向内和向前移位。
可见成角。
可见旋转。
可见显著的短缩。

关节
关节的对位一致性难以评价，但在前后位片上可见肘关节半脱位，未见脱位。
关节腔内可见骨折碎片及游离体。
无关节积液或积脂血征。

无关节炎性改变。

软组织
可见明显的软组织肿胀。
无外科性气肿。

背景骨
背景骨正常。

骨病变
无骨病变。

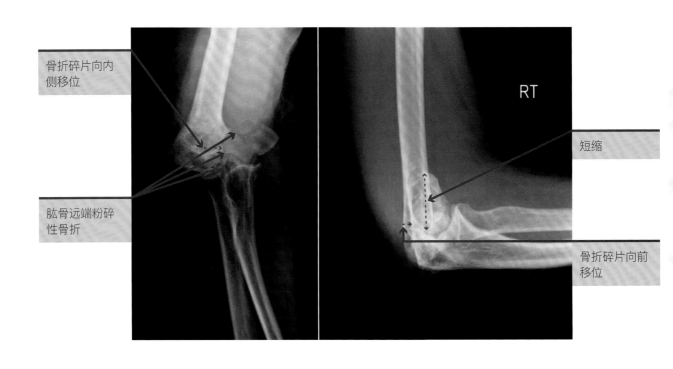

骨折碎片向内侧移位

肱骨远端粉碎性骨折

RT

短缩

骨折碎片向前移位

病例概要与鉴别
　　本例 X 线片显示右侧肱骨远端关节内粉碎性骨折，伴相关的肘关节半脱位。

临床检查及处理
　　应给予患者适当的镇痛处理。
　　应使用包括肘部以上的背侧夹板固定和再复查 X 线片以评价关节对位情况。应再评估远端脉搏及运动和感觉功能。
　　需行肘关节 CT 扫描做进一步的骨折评估。
　　患者应紧急转诊至骨科，骨科医生可能会考虑进行切开复位与内固定手术。若骨折太严重或关节内粉碎骨折太过于细碎，则骨科医生也会考虑全肘关节置换。

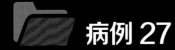

病例 27

一名 24 岁女性患者在夜总会喝醉酒后摔倒，她伸出右手着地，次晨到急诊科就医。 既往史无特殊。查体可见因疼痛而活动范围受限，无明显挫伤。但桡骨头部位有触压痛。闭合性损伤，神经血管完整。

需拍摄右肘前后位及侧位 X 线片以评估骨折。

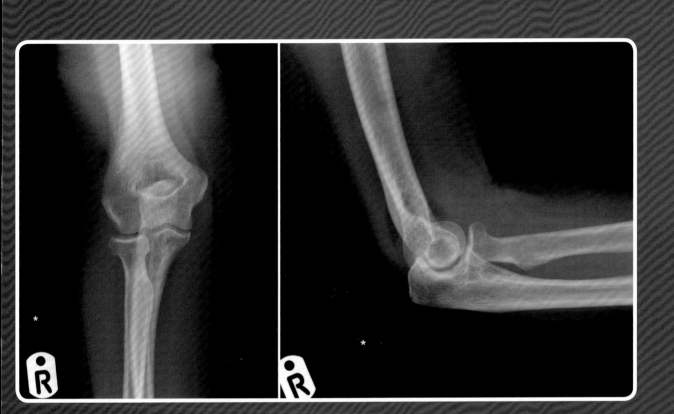

报告：桡骨颈骨折

患者 ID　匿名。
投照区域　右肘部。
投照体位　前后位和侧位。
投照技术合理性
- 覆盖范围满意。
- 曝光合适。
- 患者无旋转。

骨折详细描述
桡骨颈骨折。
骨折为横向、单纯性和关节内的，但未累及桡骨头关节面。

骨折局部皮质有轻微移位。
无成角。
无旋转。
无短缩。

关节
无半脱位或脱位，尤其是桡骨－肱骨小头线正常。
无关节游离体。
可见前和后脂肪垫征，符合关节积液。
无关节炎改变。

软组织
无软组织肿胀。
无外科性气肿。

背景骨
背景骨正常。

骨病变
无骨病变。

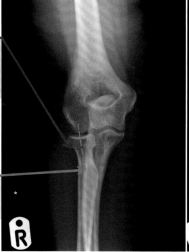
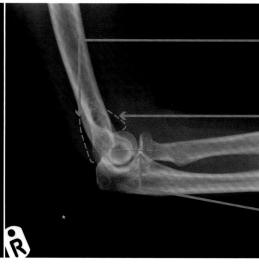

局部骨皮质轻微移位的桡骨颈骨折

正常的桡骨－肱骨小头线

后脂肪垫

抬高的前脂肪垫

正常的桡骨－肱骨小头线

病例概要与鉴别
　　本例 X 线片显示桡骨颈骨折，伴肘关节积液。

临床检查及处理
　　应给予患者适当的镇痛处理。
　　应用前臂悬吊带固定。
　　在疼痛可耐受状况下，患者应开始早期活动训练，并应转诊至骨折门诊。

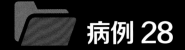

病例 28

一名 6 岁男童在踢足球时摔倒，他伸出手臂着地。患儿主诉肘部疼痛而拒绝肘部活动。既往史无特殊。查体可见右肘肿胀，尤其是外侧。肘部活动时疼痛加剧，在旋后和旋前动作时最痛。肢体远端脉搏存在，感觉和运动功能保留。闭合性损伤。

需拍摄右肘关节前后位及侧位片以评估骨折。

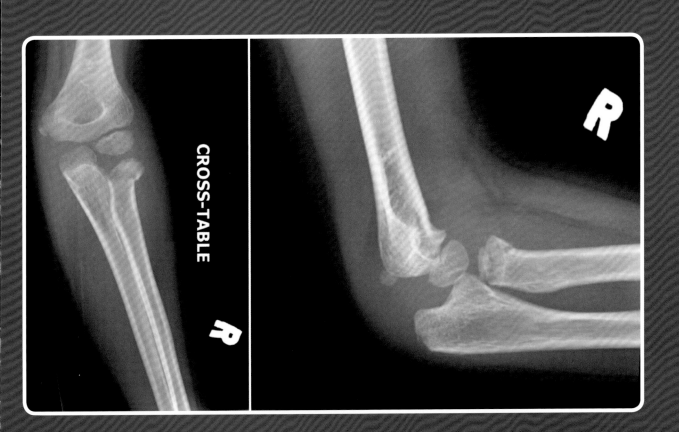

CROSS-TABLE

报告：桡骨颈 Salter–Harris 2 型骨折

患者 ID　匿名。
投照区域　右肘部。
投照体位　前后位和侧位。
投照技术合理性
• 覆盖范围满意。
• 曝光合适。
• 患者无旋转。

骨折详细描述
骨折累及桡骨颈干骺端，并延伸至骺板。

为斜行、单纯性和关节外骨折。
无横向移位。
有 40° 的成角。
无旋转。
无短缩。

关节
肘关节无半脱位或脱位。
无关节游离体。
可见前和后脂肪垫征，提示肘关节积液。

无关节炎改变。

软组织
无软组织肿胀。
无外科性气肿。

背景骨
背景骨正常。

骨病变
无骨病变。

桡骨颈骨折，自干骺端延伸至骺板

正常的桡骨 – 肱骨小头线

CROSS-TABLE

前脂肪垫抬高，提示积液

桡骨颈骨折，自干骺端延伸至骺板

正常的桡骨 – 肱骨小头线

后脂肪垫可见，提示积液

病例概要与鉴别
　　本例 X 线片显示一个有明显成角的桡骨颈骨折，该骨折累及骺板及干骺端，符合 Salter-Harris 2 型骨折。

临床检查及处理
　　应给予患儿适当的镇痛处理。
　　应进行包括肘部以上的背侧夹板固定。患儿应转诊至骨科，考虑在手术室麻醉下完成操作。

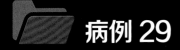
一名 5 岁女童和她哥哥在蹦床上玩耍。她父亲目击她从蹦床上摔下,她伸出的右臂跌落着地。患儿有明显的肘部变形和肿胀。既往史无特殊。查体可见肘关节周围肿胀及触压痛。即使轻微活动也加剧疼痛。肢体远端脉搏存在,感觉和运动功能保留。闭合性损伤。

需拍摄右肘前后位及侧位 X 线片以评估骨折。

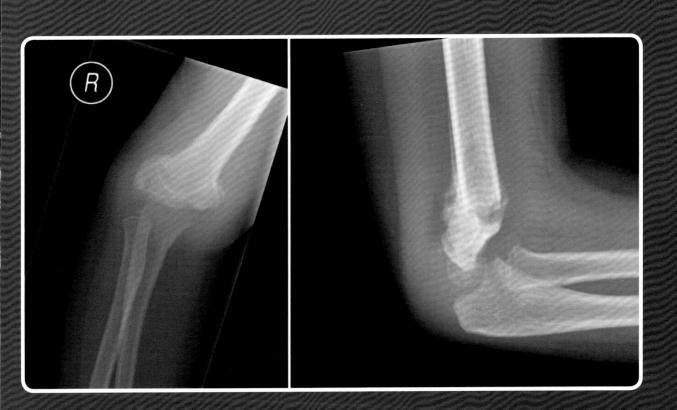

报告：Gartland 2 型肱骨髁上骨折

患者 ID　匿名。
投照区域　右肘部。
投照体位　前后位和侧位。
投照技术合理性
- 覆盖范围满意。
- 曝光合适。
- 患者无旋转。

骨折详细描述
骨折累及肱骨髁上区。

为横行、单纯性和关节外骨折。
无移位。
可见向后成角。
无旋转。
无短缩。

关节
无半脱位或脱位。
无关节游离体。
可见肘关节积液。

无关节炎改变。

软组织
可见肘关节周围软组织肿胀。
无外科性气肿。

背景骨
背景骨正常。

骨病变
无骨病变。

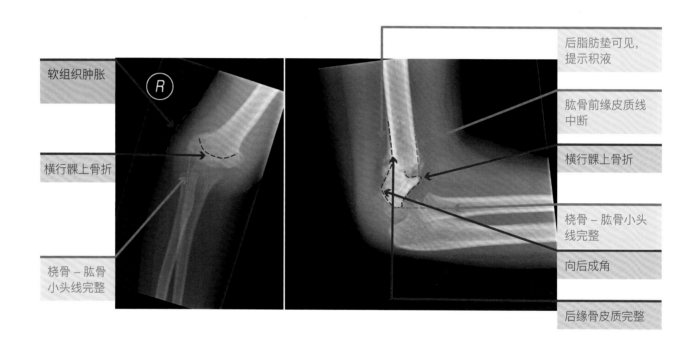

软组织肿胀

横行髁上骨折

桡骨 – 肱骨
小头线完整

后脂肪垫可见，
提示积液

肱骨前缘皮质线
中断

横行髁上骨折

桡骨 – 肱骨小头
线完整

向后成角

后缘骨皮质完整

病例概要与鉴别
　　本例 X 线片显示向后成角的肱骨髁上骨折，肱骨远端后缘骨皮质看似完整，考虑为 Gartland 2 型骨折。

临床检查及处理
　　应给予患儿镇痛处理。
　　应在肘关节静息位放置一个临时性包括肘部以上的夹板固定，以便之后观察神经血管状态，确保脉搏、毛细血管再充盈时间及各神经功能得到评估和记录。
　　患儿应转诊至骨科，骨科医生可能在麻醉下用克氏针进行手术固定，之后用包括肘部以上的石膏夹板固定一段时间。

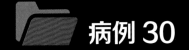
一名 33 岁的右利手房地产经纪人在玩橄榄球时被拦截摔倒导致左肘受伤，他的队友送他到急诊科。既往史无特殊。查体可见肘部肿胀、挫伤，由于疼痛导致活动范围受限。肢体远端脉搏存在，感觉和运动功能保留。特别说明，桡神经是完整的。闭合性损伤。

需拍摄左肱骨前后位和侧位 X 线片以评估骨折。

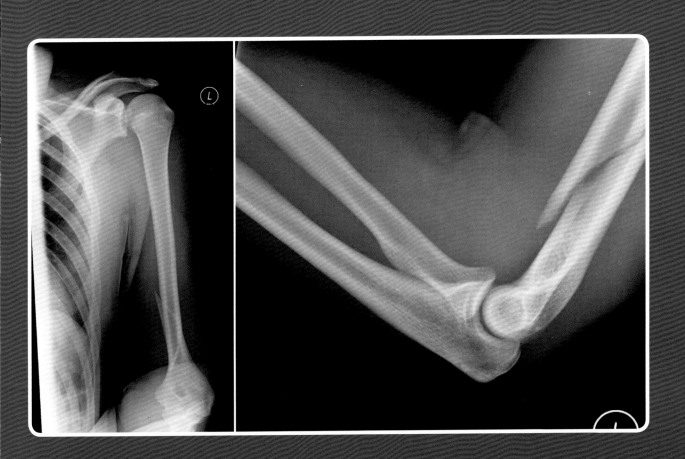

报告：肱骨螺旋形骨折

患者 ID　匿名。
投照区域　左侧肱骨远段。
投照体位　前后位（内旋位）和侧位。
投照技术合理性
- 覆盖范围不满意：前后位片上覆盖范围满意，但侧位片未包括全部肱骨及盂肱关节。
- 曝光合适。
- 患者无旋转。

骨折详细描述
骨折累及肱骨远段。
为螺旋形状、单纯性和关节外骨折。
可见轻微向后移位及轻微向外成角。
无旋转。
无短缩。

关节
无半脱位或脱位。
无关节游离体。

无关节积液或积脂血征。
无关节炎改变。

软组织
无软组织肿胀。
无外科性气肿。

背景骨
背景骨正常。

骨病变
无骨病变。

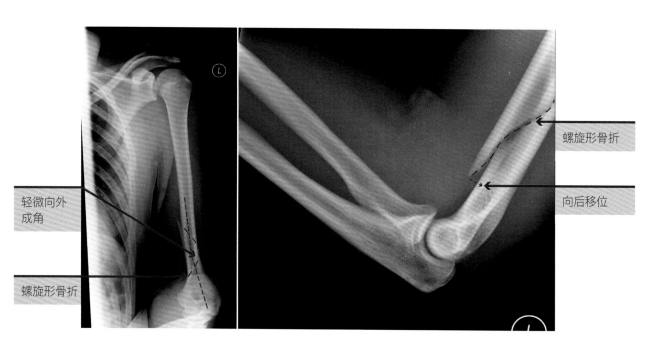

轻微向外成角

螺旋形骨折

螺旋形骨折

向后移位

病例概要与鉴别
　　本例 X 线片显示伴轻微移位的肱骨远段螺旋形骨折。

临床检查及处理
　　应给予患者适当的镇痛处理。
　　应复查侧位片，以确保病变范围足够覆盖。应给患者使用臂悬吊带固定，之后需再观察评估远端脉搏及感觉和运动功能。本例骨折部位非常接近桡神经走行路径，桡神经可能在骨折部位处受损而导致麻痹。
　　患者应转诊至骨科并考虑进行切开复位与内固定术。

第三部分　上肢带肩

SHOULDER GIRDLE

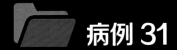

病例 31

一名 72 岁的退休教师在高尔夫球俱乐部附近的路边绊倒后就诊急诊科。 患者描述他跌落时左肩着地，立即出现疼痛，此后一直无法活动。既往史无特殊。查体可见左肩周围有肿胀和挫伤。触诊有压痛。疼痛导致肩膀的所有活动都受限。远端脉搏存在，包括腋神经在内的感觉和运动功能保留。闭合性损伤。

需拍摄左肩前后位及肩胛骨 Y 位 X 线片以评估骨折或关节脱位。

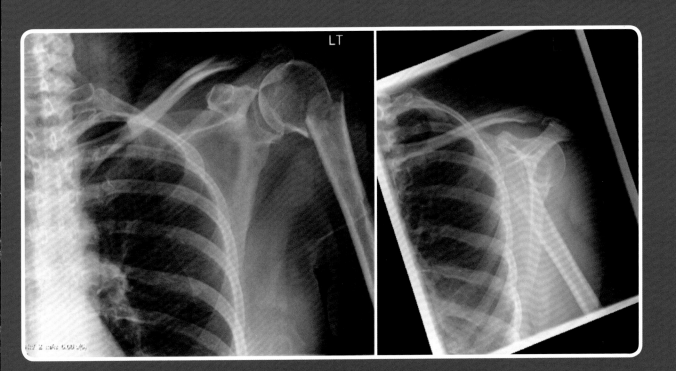

报告：肱骨颈骨折伴前移位

患者 ID　匿名。
投照区域　左肩部。
投照体位　前后位和肩胛骨Y位。
投照技术合理性
- 覆盖范围满意。
- 曝光合适。
- 患者无旋转。

骨折详细描述
骨折累及肱骨近端外科颈。
为横行、单纯性和关节外骨折。

可见骨折远侧端（肱骨颈及骨干）
明显向前移位。
可见轻度向内成角。
无旋转。
有约 2mm 的短缩。

关节
盂肱关节及肩锁关节无半脱位或
脱位。
无关节游离体。
无关节积液或积脂血征。

无关节炎改变。

软组织
无软组织肿胀。
无外科性气肿。
成像中所示左肺野清朗。

背景骨
背景骨正常。

骨病变
无骨病变。

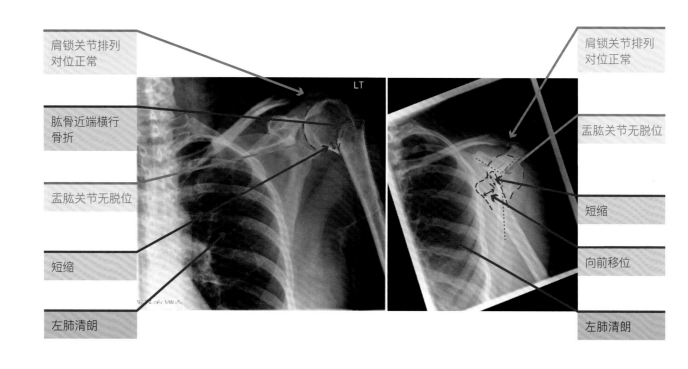

肩锁关节排列对位正常

肱骨近端横行骨折

盂肱关节无脱位

短缩

左肺清朗

肩锁关节排列对位正常

盂肱关节无脱位

短缩

向前移位

左肺清朗

病例概要与鉴别
　　本例 X 线片显示左侧肱骨近端横行骨折伴明显的向前移位；骨折为单纯性和关节外，无盂肱关节脱位。

临床检查及处理
　　应给予患者镇痛处理。
　　应调整患者的衣领和袖口以适于制动；患者应转诊至骨科做进一步治疗处理，处理方案包括切开复位与内固定或非手术治疗。

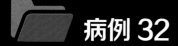

病例 32

一名 32 岁女性患者在强直阵挛性抽搐发作后，由救护车送至急诊科。已知她患有癫痫，并且最近因呕吐和腹泻难以服用抗癫痫药。从癫痫抽搐发作恢复后，患者诉说右肩疼痛。除癫痫外，既往史无特殊。患者诉说之前也曾发生过这种情况，曾有手术固定。查体可见右肩轮廓消失，喙突局部显著隆起及肩位置后移。肩部任何方向的活动都有疼痛感。远端脉搏存在，包括腋神经的感觉保留。由于疼痛，无法进行完整的运动评估。闭合性损伤。

需拍摄右肩关节前后位及斜位片以评估骨折或关节脱位。

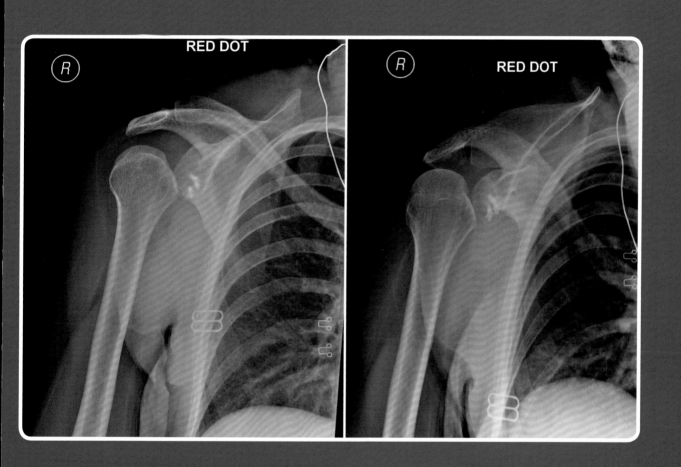

报告：肩关节后脱位（既往曾行固定手术）

患者 ID　匿名。
投照区域　右肩部。
投照体位　前后位和尖斜位。
投照技术合理性
- 覆盖范围满意。
- 曝光合适。
- 患者无旋转。

骨折详细描述
无骨折。

关节
右侧肱骨头后脱位，注意灯泡征阳性。
无关节游离体。
无积液或积脂血征。
无关节炎改变。

软组织
无软组织肿胀。
无外科性气肿。

成像中所示右肺野清朗。

背景骨
关节盂可见数枚植入物，为骨锚钉，提示患者既往曾做过肩部固定手术。

骨病变
无骨病变。

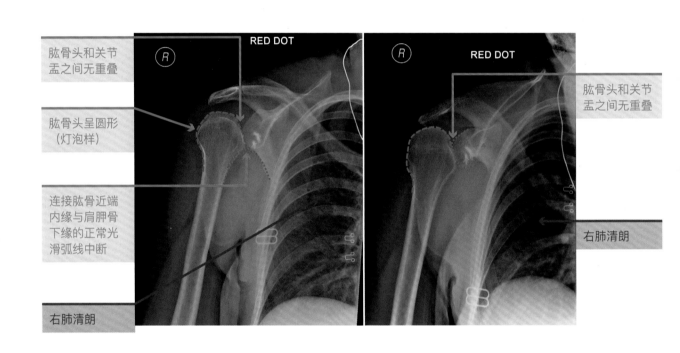

肱骨头和关节盂之间无重叠

肱骨头呈圆形（灯泡样）

连接肱骨近端内缘与肩胛骨下缘的正常光滑弧线中断

右肺清朗

肱骨头和关节盂之间无重叠

右肺清朗

病例概要与鉴别

　　本例 X 线片显示右肩关节后脱位，伴有既往曾行肩部固定手术的证据。

临床检查及处理

　　应给予患者镇痛处理。

　　应在镇静状态下复位；应使用宽巾上臂悬吊带及条块以防止内旋；患者应转诊至骨折门诊和做急诊理疗，并建议避免内收及内旋动作。

　　治疗期间应与神经科讨论优化患者的抗癫痫药物疗法。

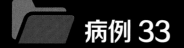

病例 33

一位 84 岁老年女士在家中摔倒，由救护车送至急诊科。据护理人员报告，患者跌倒后立即诉说右肩疼痛且无法移动她的手臂。既往患者有高血压和骨质疏松的病史。查体可见患者喙突和肩峰突起，肱骨头在关节内不可触及，肩部周围有明显的挫伤，肩部完全无法活动。远端脉搏存在，感觉和运动功能保留，但无法评估腋神经的运动功能。闭合性损伤。

需拍摄右肩前后位及肩胛骨 Y 位 X 线片以评估骨折。

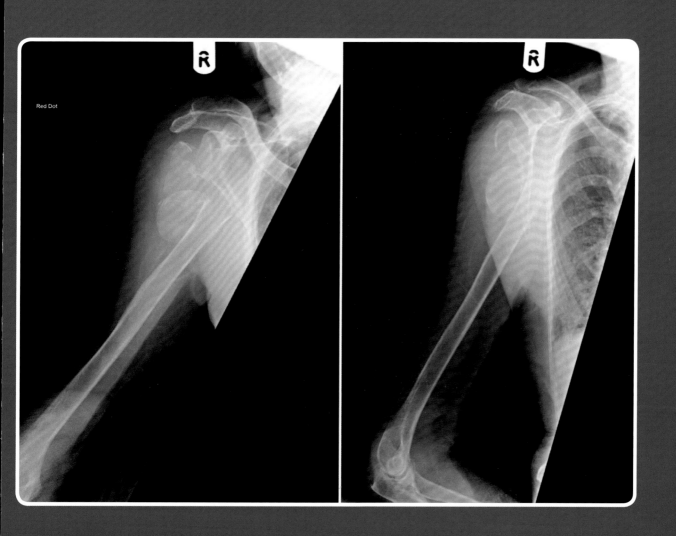

报告：肱骨近端粉碎性骨折伴脱位

患者 ID　匿名。
投照区域　右肩部。
投照体位　前后位和肩胛骨 Y 位。
投照技术合理性
- 覆盖范围满意。
- 曝光合适。
- 患者无旋转。

骨折详细描述
可见肱骨近端骨折。
为横行、粉碎性和关节内骨折。

可见骨折远端及主要的碎片有明显向前内侧移位。
无成角。
无旋转。
可见明显短缩。

关节
可见盂肱关节脱位。
无关节游离体。
无关节积液或积脂血征。
无关节炎改变。

软组织
无软组织肿胀。
无外科性气肿。
成像中所示部分左肺野清朗。

背景骨
背景骨呈骨质减少表现。

骨病变
无骨病变。

右肱骨头及关节盂脱位

肱骨近端粉碎性骨折伴向前移位及短缩

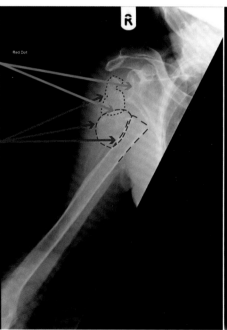
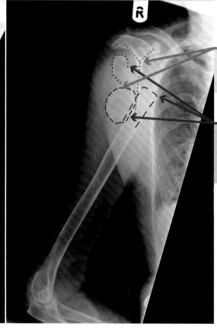

右肱骨头及关节盂脱位

肱骨近端粉碎性骨折伴向内移位及短缩

病例概要与鉴别

　　本例 X 线片显示右侧肱骨近端粉碎性关节内骨折，伴右侧盂肱关节脱位。

临床检查及处理

　　应给予患者镇痛处理。

　　应使用宽巾上臂悬吊带。这种情况复位是难以成功的，应避免行复位。

　　需行 CT 扫描以进一步评估损伤范围，以供手术规划。

　　应将患者转诊至骨科并考虑外科手术处理；处理方案选择包括手术固定，或进行人工肱骨头半肩关节置换术或反向全肩关节置换术。

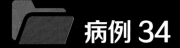
一名 23 岁摩托车手在以约 40km/h 的速度行驶时撞毁了他的摩托车。患者诉说他摔倒时伸出的左臂着地，现在手臂疼痛，但否认有其他损伤。由急救护理人员送他到大型创伤中心。经过主要和次要检查后，认为是一个孤立的左肩损伤。既往史无异常。查体可见患者左肩关节周围压痛。肩峰突出，为可触及的最外侧结构。左肩关节所有动作都引起疼痛。远端脉搏存在，手部运动功能及感觉功能完整。徽章佩戴区域（译者注：腋神经支配区域）的感觉功能异常。闭合性损伤。

需拍摄左肩前后位及肩胛骨 Y 位 X 线片以评估骨折或关节脱位。

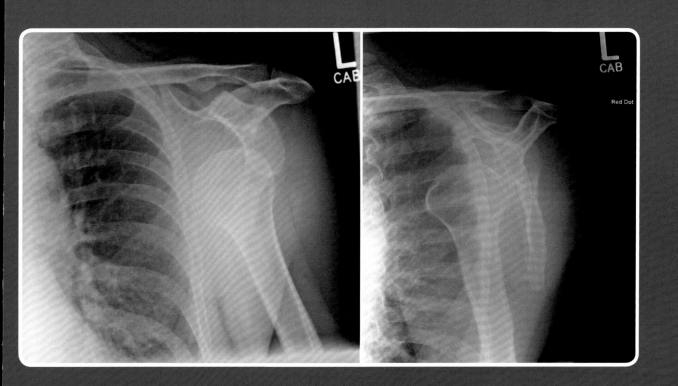

报告：肩关节前脱位

患者 ID　匿名。
投照区域　左肩部。
投照体位　前后位和肩胛骨 Y 位。
投照技术合理性
- 覆盖范围满意。
- 曝光合适。
- 患者无旋转。

骨折详细描述
无骨折。

关节
可见左侧肱骨头前脱位。
无关节游离体。
无关节积液或积脂血征。
无关节炎改变。

软组织
无软组织肿胀。
无外科性气肿。
成像中所示左肺野清朗。

背景骨
背景骨正常。

骨病变
无骨病变。

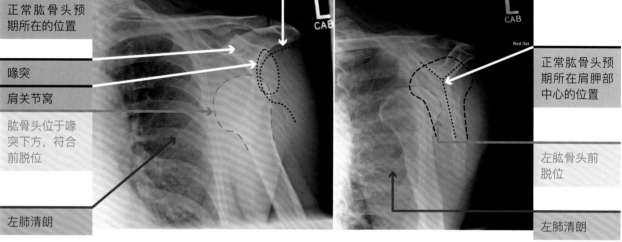

正常肱骨头预期所在的位置

喙突

肩关节窝

肱骨头位于喙突下方，符合前脱位

左肺清朗

正常肱骨头预期所在肩胛部中心的位置

左肱骨头前脱位

左肺清朗

病例概要与鉴别

　　本例 X 线片显示左侧盂肱关节前脱位，未见相关的肱骨头或肩关节盂骨折。

临床检查及处理

　　应给予患者镇痛处理。

　　应在急诊科内由骨科医生镇静地给患者复位。复位后要复查 X 线片和再次评估神经血管。

　　应使用宽巾上臂悬吊带固定，并建议患者休息 2 周之后可做温和的活动。应立即将患者转诊至骨折门诊。患者需做 MRI 检查，并咨询肩部外科医生的意见。由于患者年龄小于 25 岁，再次脱位的风险较高，在 MRI 上可能发现一些需要手术治疗的结构性损伤的表现。

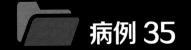
一名 69 岁女性患者在家中被地毯边缘绊倒。她摔落时伸出的左臂着地，之后一直感觉左臂疼痛，她的丈夫送她到急诊科。既往史无特殊。查体可见肩峰突出，为可触及的最外侧结构。肩部的所有动作都引起疼痛。远端脉搏存在，包括腋神经在内的感觉和运动功能保留。闭合性损伤。

需拍摄左肩部前后位和尖斜位片以评估骨折或关节脱位。

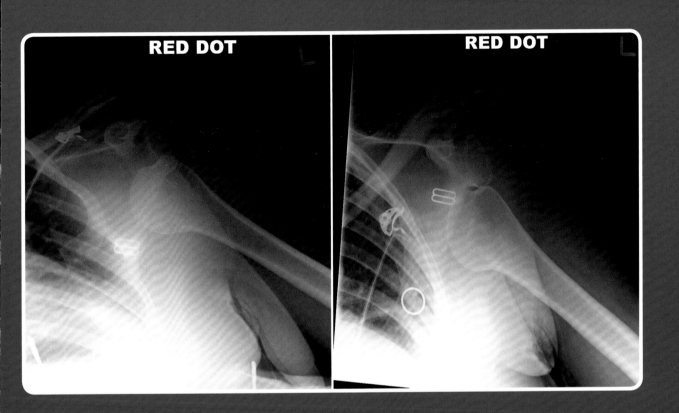

报告：肩关节前脱位

患者 ID　匿名。
投照区域　左肩部。
投照体位　前后位和尖斜位。
投照技术合理性
• 覆盖范围满意。
• 曝光合适。
• 患者无旋转。

骨折详细描述
无骨折。

关节
可见左侧肱骨头前脱位。
无关节游离体。
无关节积液或积脂血征。
无关节炎改变。

软组织
无软组织肿胀。
无外科性气肿。
成像中所示左肺野清朗。

背景骨
背景骨正常。

骨病变
无骨病变。

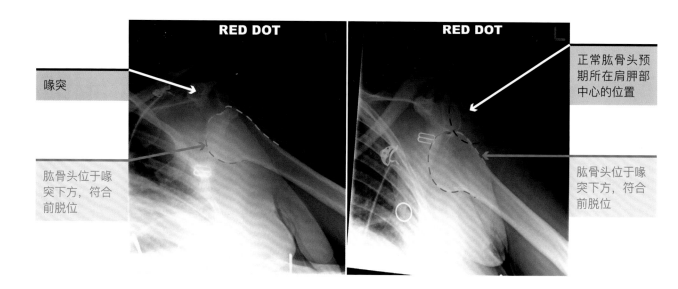

喙突

肱骨头位于喙突下方，符合前脱位

正常肱骨头预期所在肩胛部中心的位置

肱骨头位于喙突下方，符合前脱位

病例概要与鉴别

　　本例 X 线片显示左侧盂肱关节前脱位，未见相关的肱骨头或肩关节盂骨折。

临床检查及处理

　　应给予患者镇痛处理。

　　应在急诊科内由骨科医生镇静地给患者复位。复位后要复查 X 线片和再次评估神经血管。

　　应使用宽巾上臂悬吊带固定，并建议患者休息 2 周之后可做温和的活动。应立即将患者转诊至骨折门诊。

　　由于年龄大于 45 岁的患者首次肩部脱位时肩袖撕裂的发生率高，本例患者需做 MRI 或超声检查，并依据检查结果是否考虑外科手术治疗。

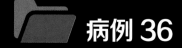
一名 43 岁男性患者因右肩间断性疼痛数月而就诊于他的全科医生。患者自诉当他伸手拿起柜子或高架子上的东西时，疼痛特别严重。既往史无特殊。查体可见右肩运动弧度减小，在肩外展 70°～ 110°时出现疼痛。

需拍摄右肩 X 线片以评估关节异常。

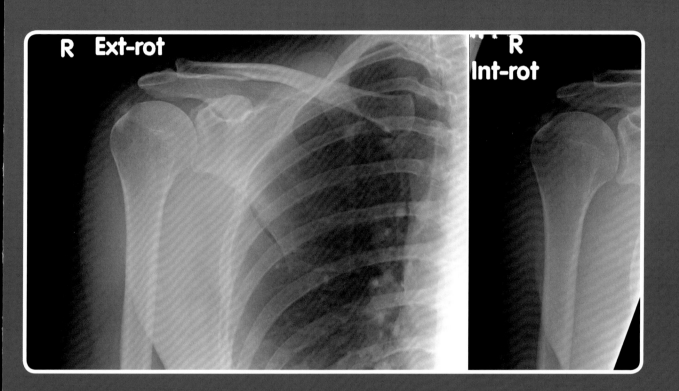

报告：钙化性肌腱炎

患者 ID　匿名。
投照区域　右肩部。
投照体位　外旋和内旋的前后位。
投照技术合理性
- 覆盖范围满意。
- 曝光合适。
- 肩部呈内旋及外旋。

骨折详细描述
无骨折。

关节
无脱位或半脱位。
无关节游离体。
无关节积液或积脂血征。
无关节炎改变。

软组织
在肩袖软组织密度区可见钙化影，位于冈上肌肌腱附着点处。
无软组织肿胀。

无外科性气肿。
成像中所示右肺野可见数个小钙化结节，可能为钙化的肉芽肿，余肺野清朗。

背景骨
背景骨正常。

骨病变
无骨病变。

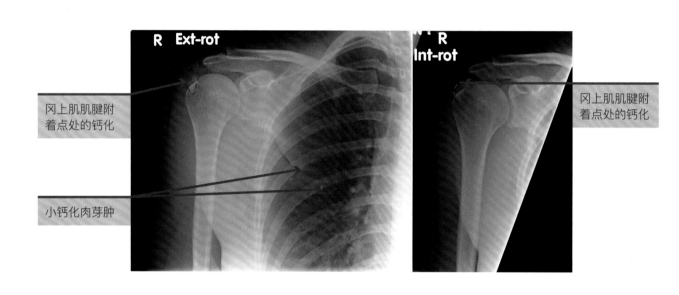

冈上肌肌腱附着点处的钙化

小钙化肉芽肿

冈上肌肌腱附着点处的钙化

病例概要与鉴别

　　本例 X 线片显示冈上肌肌腱钙化，符合钙化性肌腱炎；右肺内有偶然发现钙化结节。

临床检查及处理

　　应给予患者镇痛处理。

　　应使用非甾体抗炎药及物理治疗；可用糖皮质激素、细针抽吸及体外冲击波治疗，效果因人而异。

　　对于顽固性或症状进展的患者，应转诊至骨科，骨科医生可能考虑外科治疗，包括关节镜下肩峰下松解。钙化性肉芽肿可能与感染有关，如结核 / 真菌，应进一步仔细问诊和查体，并对比以前的 X 线片。

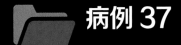

病例 37

一名 38 岁男性汽车驾驶员在涉及一次道路交通碰撞事故后，被送至一家大型创伤中心，事故发生时的车速约 72km/h。患者系戴安全带，但事故发生以后一直感觉右肩顶部疼痛。尽管遭受了强烈机械冲击伤，但患者被定诊为轻伤，并未做完整的高级创伤生命支持（ATLS）评估。既往史无特殊。查体可见右肩自由活动范围不受限，无疼痛感。远端脉搏存在，运动和感觉功能保留。闭合性损伤。

需拍摄右肩前后位 X 线片以评估骨折。

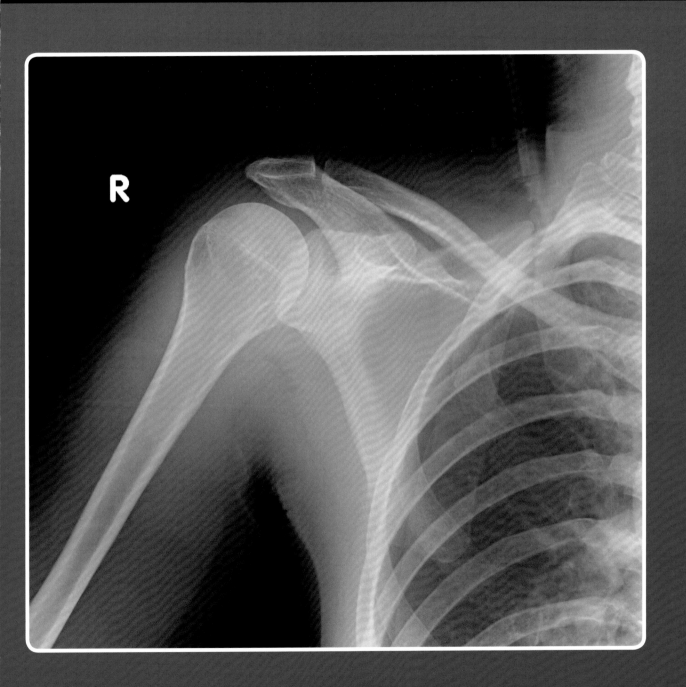

报告：气胸

患者 ID　匿名。
投照区域　右肩部。
投照体位　前后位。
投照技术合理性
- 覆盖范围满意。
- 曝光合适。
- 患者无旋转。

骨折详细描述
无骨折。

关节
无脱位或半脱位。
无关节游离体。
无关节积液或积脂血征。
无关节炎改变。

软组织
无软组织肿胀。
无外科性气肿。
在成像中所示右肺肺野内可见一

条清晰的边界线，该边界线以外未见肺纹理，高度提示气胸。

背景骨
背景骨正常。

骨病变
无骨病变。

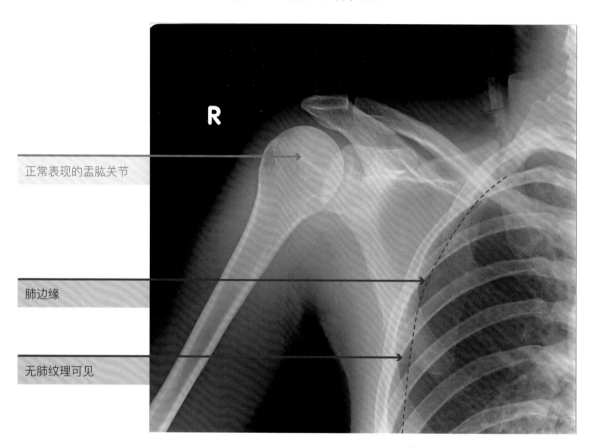

正常表现的盂肱关节

肺边缘

无肺纹理可见

病例概要与鉴别

　　本例 X 线片显示右侧气胸，未见相关的肋骨骨折。

　　在本例肩部图像上并无肱骨近端骨折或盂肱关节脱位的证据。

临床检查及处理

　　应给予患者镇痛处理。

　　应依据 ATLS 指南对患者做评估及处理，做三重制动、主要及次要检查和进一步的影像检查，根据检查结果做进一步评估损伤。多数创伤病例的 CT 检查，包括头部、颈部、胸部、腹部及盆腔 CT 增强扫描。

　　气胸的处理将取决于气胸量的大小，但在不完整的胸部 X 线片上难以判断。若为少量气胸，首选是保守治疗，较大量气胸则可能需要抽吸或胸腔引流。

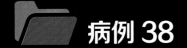

病例 38

一名 44 岁建筑工人由创伤呼救中心送至当地的创伤医疗机构。患者从一层楼高的脚手架上坠落，左侧着地。患者主诉左肩疼痛。既往史无特殊。查体可见与患者右肩相比，左肩轮廓形态异常。肩部有触痛，肩部疼痛致运动受限。肩部以远的上臂神经血管完整。闭合性损伤。

需拍摄左肩前后及 Zanca 位片以评估骨折。

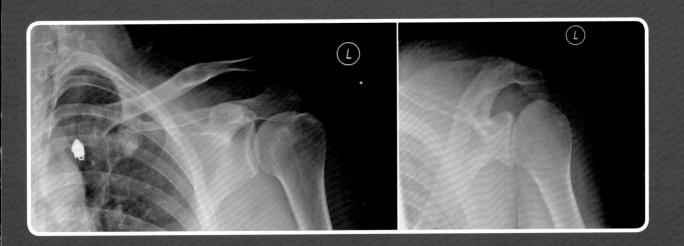

报告：肩锁关节损伤

患者 ID：匿名。
投照区域　左肩部。
投照体位　前后位及 Zanca 位。
投照技术合理性
• 覆盖范围满意。
• 曝光合适。
• 患者无旋转。

骨折详细描述
无骨折。

关节
可见肩锁关节破裂，伴锁骨远端抬起高于肩峰水平和喙突 - 锁骨间距明显增宽（＞ 25mm）。
无盂肱关节脱位或半脱位。
无关节游离体。
无关节积液或积脂血征。
无关节炎改变。

软组织
无皮肤隆起。

无软组织肿胀。
无外科性气肿。
成像中所示左肺尖清朗。

背景骨
背景骨正常。

骨病变
无骨病变。

锁骨下缘高于肩峰上缘

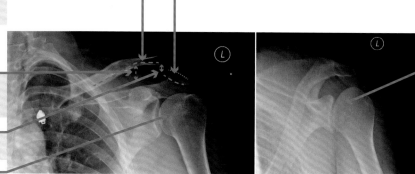

喙突 – 锁骨间距增宽

肩锁关节破裂

盂肱关节正常

盂肱关节正常

病例概要与鉴别

　　本例 X 线片显示左侧肩锁关节破裂；锁骨抬起高于肩峰水平和喙突 - 锁骨间隙明显增宽，符合 Rockwood 5 级肩锁关节损伤；无盂肱关节脱位或骨折。

临床检查及处理

　　应给予患者镇痛处理。
　　应依据 ATLS 指南对患者做评估。
　　应调整患者领子及袖口以利于舒适。
　　应转诊至骨科，骨科医生可能会考虑切开复位与内固定和（或）韧带重建。

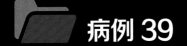
一名 18 岁男子从山地自行车上摔下，左肩着地。他的一位朋友送他至最近的急诊科。既往史无特殊。查体可见左肩的活动范围减小，伴锁骨外侧部分疼痛和肩锁关节明显变形。远端脉搏存在，感觉和运动功能保留，尤其是腋神经支配区域。闭合性损伤。

需拍摄左侧肩锁关节前后位 X 线片以评估骨折。

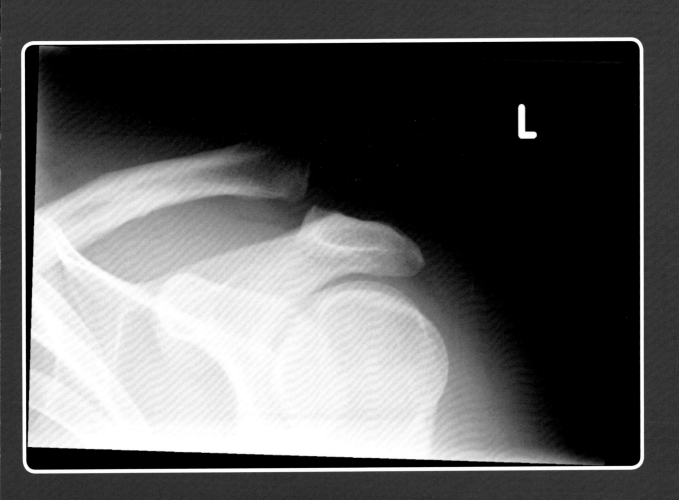

报告：肩锁关节脱位

患者 ID　匿名。
投照区域　左侧肩锁关节。
投照体位　前后位。
投照技术合理性
• 覆盖范围满意。
• 曝光合适。
• 患者无旋转。

骨折详细描述
无骨折。

关节
可见肩锁关节破裂，远端锁骨抬起高于肩峰水平和喙突 - 锁骨间距明显增宽（＞25mm）。
无关节游离体。
无关节积液或积脂血征。
无关节炎改变。

软组织
可见远端锁骨变形导致皮肤隆起。

无外科性气肿。
成像中所示肺尖清朗。

背景骨
背景骨正常。

骨病变
无骨病变。

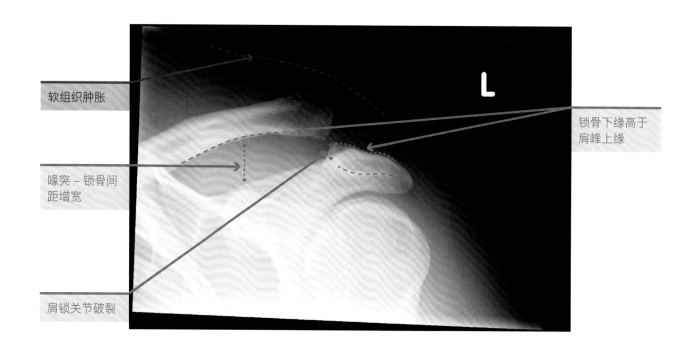

软组织肿胀

喙突 – 锁骨间
距增宽

肩锁关节破裂

锁骨下缘高于
肩峰上缘

病例概要与鉴别
　　本例 X 线片显示肩锁关节脱位，锁骨抬高（高于肩峰水平）和喙突 - 锁骨间隙明显增宽的组合表现，符合严重的肩锁关节损伤。

临床检查及处理
　　应给予患者镇痛处理。
　　应使用合适的宽巾臂悬吊带以利于舒适。
　　应转诊至骨科，骨科医生可能考虑切开复位与内固定和（或）韧带重建。

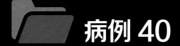

病例 40

一名 26 岁男子从踏板车上跌落，右肩着地，由创伤呼救中心送至急诊科。既往史无特殊。查体可见锁骨中段畸形。远端脉搏存在，感觉和运动功能保留，尤其是腋神经支配区域。闭合性损伤。

需拍摄右侧锁骨前后位片以评估骨折。

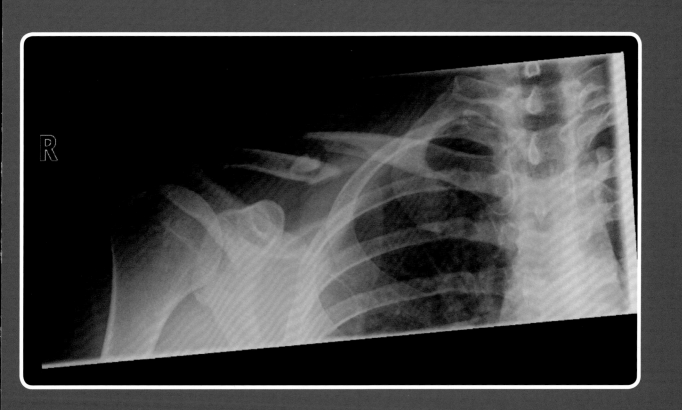

报告：锁骨中段粉碎性骨折

患者 ID 匿名。
投照区域 右侧锁骨。
投照体位 前后位。
投照技术合理性
- 覆盖范围满意。
- 曝光满意，但应包括 15° 及 45° 的多角度系列片以评估移位。
- 患者无旋转。

骨折详细描述
可见锁骨中段 1/3 骨折。
为横行、粉碎性和关节外骨折。

与锁骨近段比较，远段向下移位。
骨折部位向下成角。
在本例 X 线片视角上未见明显的旋转。
有些短缩。

关节
无关节脱位或半脱位，尤其是肩锁关节排列对位及喙突 - 锁骨关节间距正常。
无关节游离体。
无关节积液或积脂血征。

无关节炎改变。

软组织
无软组织肿胀。
无外科性气肿。
成像中所示右肺尖清朗。

背景骨
背景骨正常。

骨病变
无骨病变。

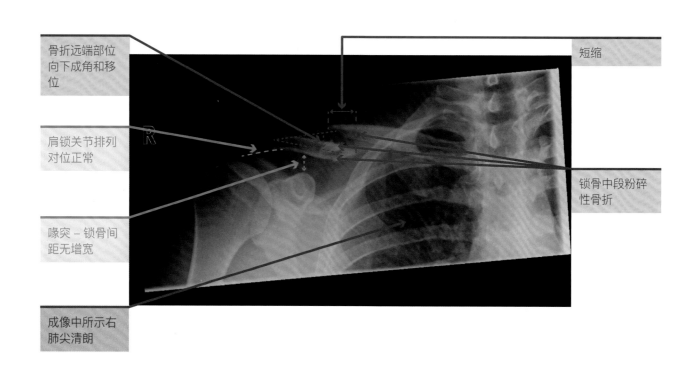

左侧标注：
- 骨折远端部位向下成角和移位
- 肩锁关节排列对位正常
- 喙突 – 锁骨间距无增宽
- 成像中所示右肺尖清朗

右侧标注：
- 短缩
- 锁骨中段粉碎性骨折

病例概要与鉴别
　　本例 X 线片显示锁骨中段粉碎性骨折伴成角、明显移位及短缩。

临床检查及处理
　　应给予患者适当的镇痛处理。
　　应使用合适的宽巾臂悬吊带以利于舒适。
　　应转诊至骨科，骨科医生考虑切开复位与内固定；因为这是高能量损伤，伴有粉碎性骨折、短缩及移位，而非手术治疗增加不愈合的风险或降低远期的肩关节功能恢复。

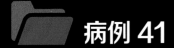

病例 41

一名 25 岁女性患者从蹦床上跌落，左肩着地，后到轻伤科就诊。既往史无特殊。查体可见患者左侧肩锁关节压痛，盂肱关节的活动范围正常。远端脉搏存在，感觉和运动功能保留，尤其是腋神经。闭合性损伤。

需拍摄左侧锁骨前后位片以评估骨折。

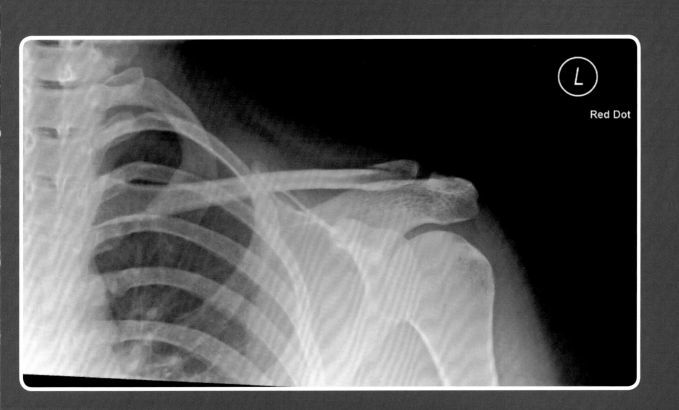

报告：锁骨外段 1/3 骨折

患者 ID　匿名。
投照区域　左侧锁骨。
投照体位　前后位。
投照技术合理性
• 覆盖范围满意。
• 曝光合适。
• 患者无旋转。

骨折详细描述
可见左侧锁骨外段 1/3 骨折。
为斜行、单纯性和关节内骨折。

在该 X 线片上有轻微移位。
无成角。
无旋转。
无短缩。

关节
无关节脱位或半脱位，尤其是肩锁关节的排列对位及喙突 - 锁骨关节间距正常。
无关节游离体。
无关节积液或积脂血征。

无关节炎改变。

软组织
无软组织肿胀。
无外科性气肿。
成像中所示左肺尖清朗。

背景骨
背景骨正常。

骨病变
无骨病变。

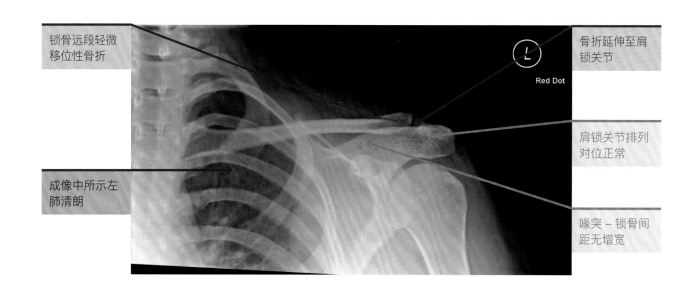

锁骨远段轻微移位性骨折

骨折延伸至肩锁关节

Red Dot

肩锁关节排列对位正常

成像中所示左肺清朗

喙突 – 锁骨间距无增宽

病例概要与鉴别

　　本例 X 线片显示左侧锁骨外段 1/3 的轻微移位性骨折，并延伸至肩锁关节；这种轻微移位提示喙锁韧带是完整的；也表示骨折是稳定性的，非手术方法获得愈合的可能性高。

临床检查及处理

　　应给予患者提供适当的镇痛处理。
　　应进一步完善系列的影像学检查，包括 15° 及 45° 斜位以评估移位。
　　应使用宽巾臂悬吊带固定。
　　应转诊至骨折门诊；该骨折最有可能采用非手术治疗，并尽早做轻微活动范围训练，约 6 周后随访以确认愈合情况。
　　应转诊至理疗科治疗。

第四部分　脊　椎

SPINE

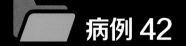
一名 83 岁女性患者由其女儿送至急诊科。她在家做吸尘清扫时失去平衡，直接向后摔倒，背部着地。患者主诉自摔倒后出现中背部疼痛，步行困难。既往有骨质疏松病史。查体可见脊柱后凸，脊柱旁及胸腰段交界处的棘突处有压痛。下肢神经查体未见异常。直肠检查示张力和压力正常。排空后膀胱扫描显示无残余尿量。闭合性损伤。

需拍摄胸椎前后位及侧位 X 线片以评估骨折。

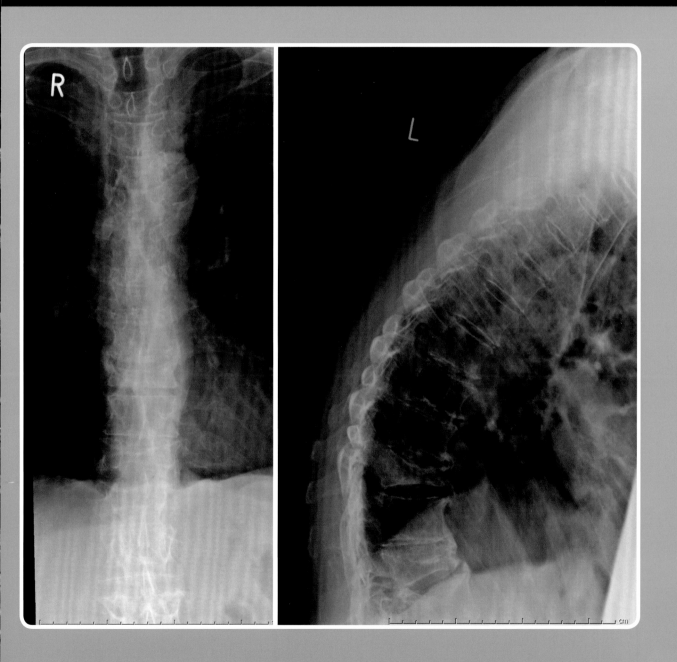

报告：楔形骨折及上终板骨折

患者 ID　匿名。
投照区域　胸椎。
投照体位　前后位和侧位。
投照技术合理性
- 覆盖范围满意。
- 曝光合适。
- 患者无旋转。

骨折详细描述
压缩性骨折累及 T_{10} 及 T_{12} 椎体。
骨折似未累及椎体后部。

可见椎体前缘高度减低至少 50%。
L_1 椎体上终板骨折。
骨折似未累及椎体后部。

关节
胸椎后凸加重与下段胸椎楔形压缩性骨折有关，胸椎序列尚正常。
无关节脱位或半脱位。
无关节游离体。
无关节积液或积脂血征。
可见关节炎改变，下段胸椎及上

段腰椎前外侧骨赘形成。

软组织
无软组织肿胀。
无外科性气肿。
成像中所示的部分肺野清朗。

背景骨
背景骨呈弥漫性骨质减少表现。

骨病变
无骨病变。

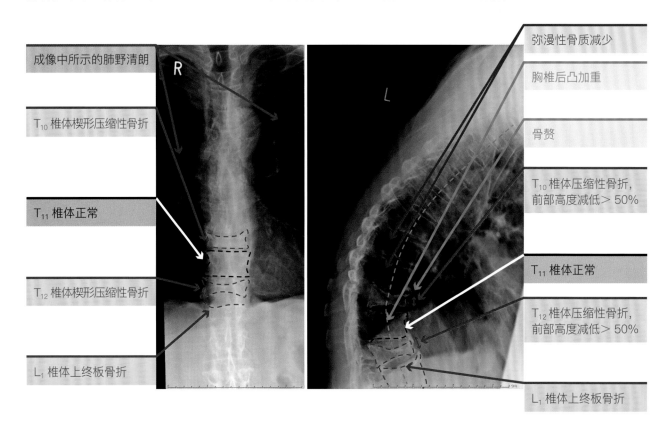

成像中所示的肺野清朗
T_{10} 椎体楔形压缩性骨折
T_{11} 椎体正常
T_{12} 椎体楔形压缩性骨折
L_1 椎体上终板骨折

弥漫性骨质减少
胸椎后凸加重
骨赘
T_{10} 椎体压缩性骨折，前部高度减低 > 50%
T_{11} 椎体正常
T_{12} 椎体压缩性骨折，前部高度减低 > 50%
L_1 椎体上终板骨折

病例概要与鉴别

　　本例 X 线片显示骨质疏松型椎体骨折，特别是 T_{10} 及 T_{12} 椎体可见楔形骨折，椎体前部高度明显减低，骨折似未累及椎体后部结构，因此考虑骨折是稳定的；还有 L_1 椎体上终板骨折。

临床检查及处理

　　应给予患者镇痛处理。

　　应做 CT 检查以进一步评价损伤的范围，并转诊至三级脊柱专科以征求诊疗意见；本例可能为稳定性骨折，可采用非手术方法治疗。

　　如有症状，应佩戴胸腰骶椎矫正器（TLSO）支撑，且应转诊至理疗科以最大限度增加活动能力。

　　若以前未治疗骨质疏松，则应做临床检查及治疗。

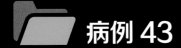
一名 27 岁女性患者由其全科医生转诊至急诊科，患者在家从两级台阶上摔下，出现持续数周的下腰痛。患者长时间站立后疼痛加剧，上楼梯困难。既往史无特殊。查体可见腰椎下部深触诊时有压痛。

需拍摄腰骶椎前后位和侧位 X 线片以除外骨折。

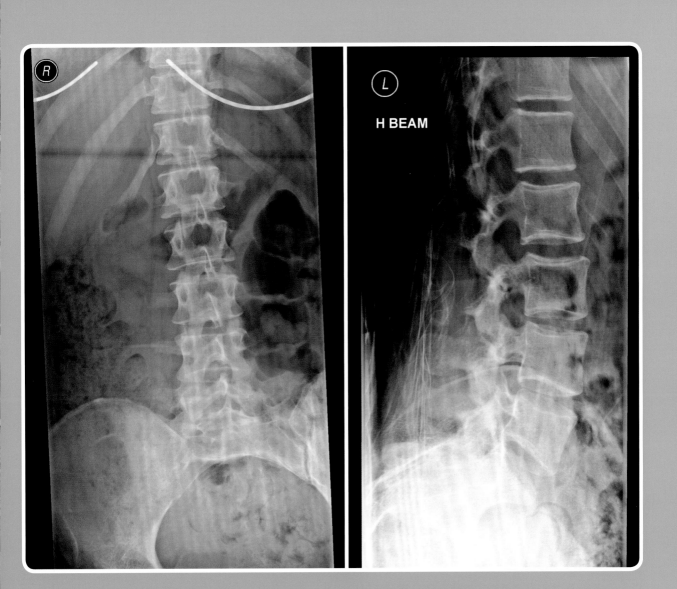

报告： 单侧骶髂关节炎

患者 ID：匿名。
投照区域 腰骶椎。
投照体位 前后位和侧位。
投照技术合理性
- 覆盖范围满意。
- 曝光合适。
- 患者无旋转。

骨折详细描述
无骨折。

关节
右侧骶髂关节硬化，可见关节间隙完全消失。
左侧骶髂关节正常。
椎体序列正常。
无关节脱位或半脱位。

软组织
无软组织肿胀。
无外科性气肿。

腰大肌轮廓清晰。
成像中所示的肠气类型正常。

背景骨
背景骨正常。

骨病变
无骨病变。

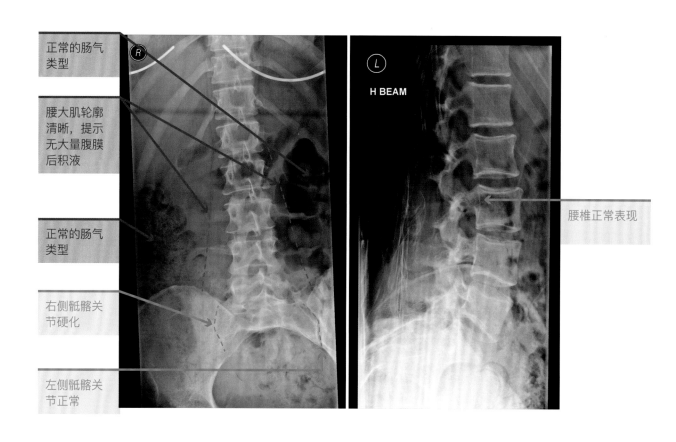

正常的肠气类型

腰大肌轮廓清晰，提示无大量腹膜后积液

正常的肠气类型

右侧骶髂关节硬化

左侧骶髂关节正常

腰椎正常表现

病例概要与鉴别

本例 X 线片显示右侧骶髂关节炎。单侧骶髂关节炎的鉴别诊断包括强直性脊柱炎和化脓性关节炎。考虑到患者的 X 线片上无关节破坏的征象，全身状况良好，因此，脊柱关节病更有可能。

临床检查及处理

应给予患者镇痛处理。

应做炎性指标物的血液检查；需做 MRI 扫描以进一步清晰显示骶髂关节病变，尤其是评估有无骨髓炎或任何相关的软组织脓肿，如累及髂肌及腰大肌的脓肿。

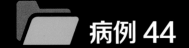
一名 33 岁的门窗清洁工人由创伤呼救中心送至当地的创伤医疗机构。患者从约 3m 高的梯子上摔落，自诉后脑勺撞到地面上。经过详细的主要和次要检查，仅患者主诉颈部疼痛，但未发现有意识丧失。既往史无特殊。查体可见患者颈椎有压痛，所有动作均引起疼痛。上肢或下肢均无神经功能受损。闭合性损伤。

需拍摄颈椎前后位、侧位和张口位以评估骨折。

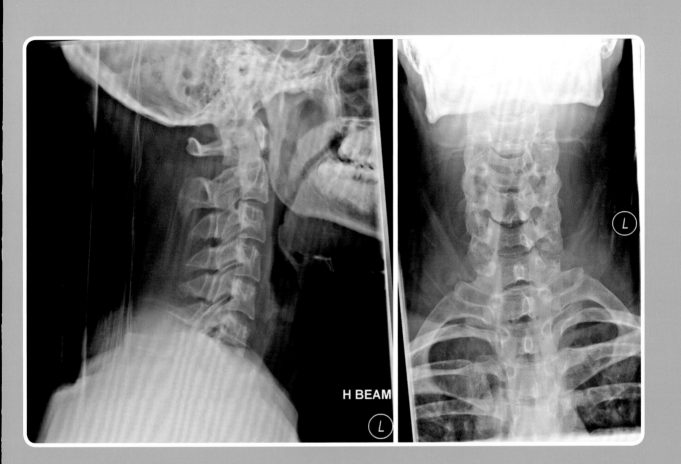

报告：单侧椎小关节脱位

患者 ID：匿名。
投照区域　颈椎。
投照体位　前后位、侧位及张口位。
投照技术合理性
- 覆盖范围不满意，C_6/C_7 及 C_7/T_1 椎间隙在侧位片上不可见。
- 曝光合适。
- 侧位片上患者有旋转。

骨折详细描述
无骨折。

关节
在前后位片上 C_6/C_7 棘突排列异常，侧位片上也可见 C_6/C_7 棘突间隙增宽，以上征象符合单侧 C_6/C_7 椎小关节脱位。
成像所示颈椎椎体序列正常。
无关节炎改变。

软组织
椎前软组织无肿胀。
无外科性气肿。

成像中所示肺尖清朗。
可见硬衣领所致的伪影。

背景骨
背景骨正常。

骨病变
无骨病变。

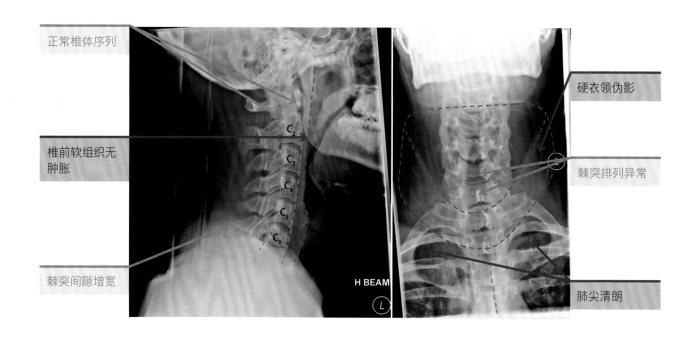

临床 | 正常椎体序列 | 椎前软组织无肿胀 | 棘突间隙增宽 | 硬衣领伪影 | 棘突排列异常 | 肺尖清朗

病例概要与鉴别
　　本例 X 线片显示单侧 C_6/C_7 椎小关节脱位。

临床检查及处理
　　应给予患者镇痛处理。
　　应依据 ATLS 原则对患者进行处理。
　　应做颈椎 CT 平扫以进一步评估创伤情况。
　　应将患者转诊至脊柱外科做进一步处理，包括 MRI 检查、闭合或切开复位和手术固定。

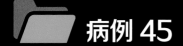
一名 35 岁男性患者因在过去 10 个月内逐渐出现并加重的下腰疼痛及僵硬而就诊脊柱 / 背部诊所。患者自诉疼痛及僵硬在早晨加剧，长时间站立和上楼梯时也会加重。既往史无特殊。查体可见腰椎屈曲度减少，Schober 试验阳性，Faber 试验双侧阳性。

需拍摄腰骶椎前后位和侧位 X 线片以评估椎体序列及骨折。

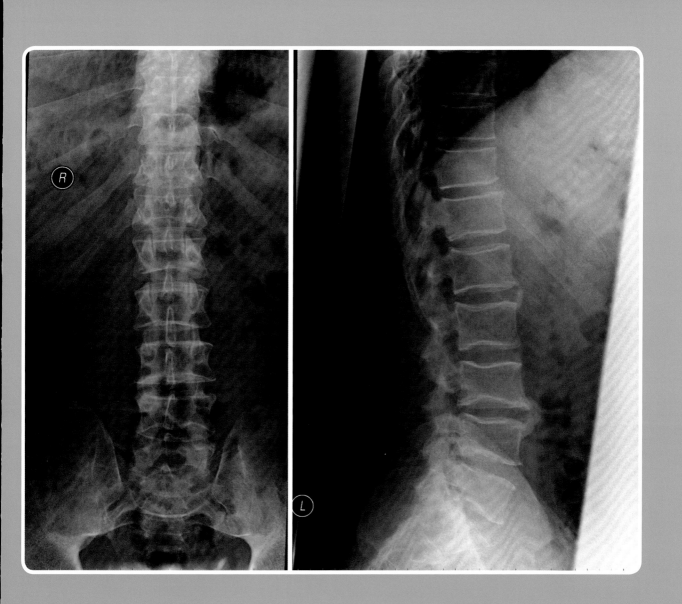

报告：双侧对称性骶髂关节炎

患者 ID：匿名。
投照区域　腰骶椎。
投照体位　前后位和侧位。
投照技术合理性
- 覆盖范围满意。
- 曝光合适。
- 患者无旋转。

骨折详细描述
无骨折。

关节
双侧骶髂关节可见退行性改变，有硬化及关节间隙消失。
椎体序列正常。
无半脱位及脱位。
脊柱可见关节炎改变，$L_1 \sim L_2$ 及 $L_3 \sim L_4$ 前部非边缘性骨赘形成。

软组织
无软组织肿胀。

无外科性气肿。
腰大肌轮廓清晰。
成像中所示肠气类型正常。

背景骨
背景骨正常。

骨病变
无骨病变。

腰大肌轮廓清晰，提示无大量腹膜后积液

肠气类型正常

双侧骶髂关节硬化，如强直性脊柱炎所见

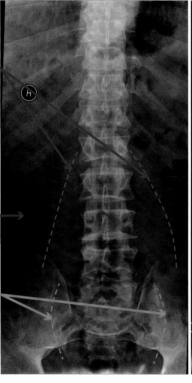
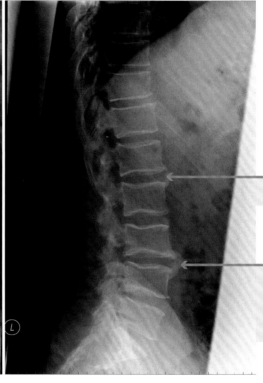

前部骨赘

前突的骨赘，椎间隙正常，符合弥漫性特发性骨肥厚

病例概要与鉴别

　　本例 X 线片显示双侧对称性骶髂关节炎。鉴于临床病史为进行性僵直及疼痛，最可能的病因是强直性脊柱炎。重要的是，骶髂关节炎通常为强直性脊柱炎的首发表现。这些 X 线片的鉴别诊断还包括肠源性关节炎及弥漫性特发性骨肥厚（DISH）。腰椎表现为椎间隙正常和骨赘前突更是 DISH 的特征。

临床检查及处理

　　应给予患者镇痛处理。
　　患者可采用非甾体抗炎药和物理治疗的非手术处理。
　　应对全身性潜在疾病做临床检查及治疗。

第五部分　髋部及骨盆

HIP AND PELVIS

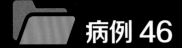

病例 46

一名87岁女性养老院居民在晚间上卫生间时摔倒，患者已由救护车送至急诊科。患者既往有高血压、糖尿病及轻度认知障碍病史。查体可见右腿短缩并外旋。远端脉搏存在，感觉和运动功能保留。闭合性损伤。

需拍摄右侧髋部前后位及侧位以评估骨折。

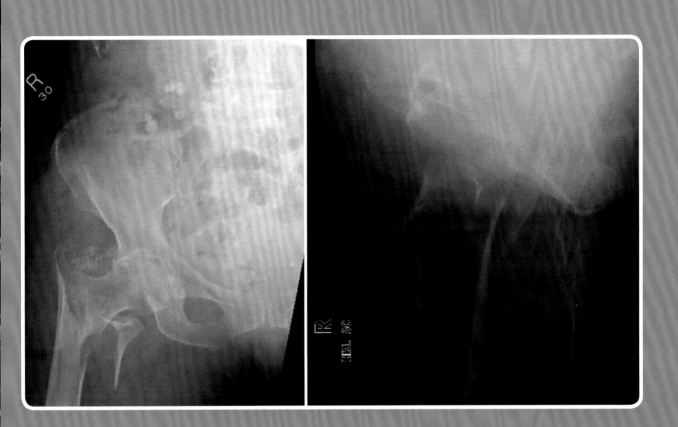

报告：股骨颈关节囊外骨折

患者 ID　匿名。

投照区域　右侧髋部。

投照体位　前后位及侧位。

投照技术合理性

- 覆盖范围满意。
- 曝光合适。
- 患者无旋转。

骨折详细描述

骨折累及股骨粗隆间。

为斜行、三部分粉碎性和关节外骨折。

主要骨折片向后移位。

可见内翻成角，股骨颈干角约110°（正常为125°～130°）。

有外旋。

有短缩。

关节

无关节脱位或半脱位。

无关节游离体。

无关节积液或积脂血征。

右侧髋关节有关节炎改变，呈关节间隙消失及软骨下骨质硬化。

软组织

无软组织肿胀。

无外科性气肿。

背景骨

背景骨有骨质减少表现。

骨病变

无骨病变。

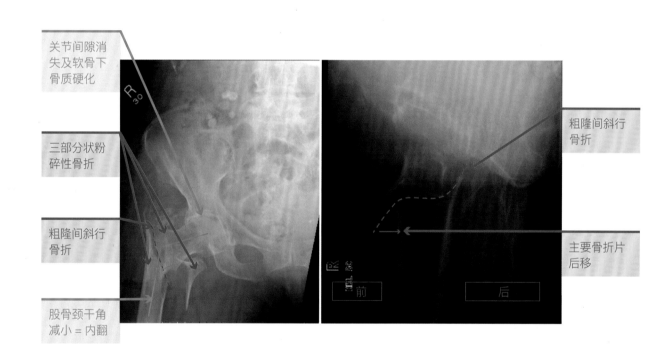

关节间隙消失及软骨下骨质硬化

三部分状粉碎性骨折

粗隆间斜行骨折

股骨颈干角减小 = 内翻

粗隆间斜行骨折

主要骨折片后移

前　后

病例概要与鉴别

　　本例 X 线片显示右侧股骨颈关节囊外三部分粉碎性骨折，其背景骨可见关节炎改变和骨质减少表现。

临床检查及处理

　　应给予患者适当的镇痛处理。

　　患者应由多学科团队处理，包括专门治疗髋关节骨折的骨科医生。作为治疗的一部分，应将患者转诊至骨科医生，使用动力性髋螺钉或髓内钉进行手术固定，几乎所有的髋关节骨折都需要外科治疗。

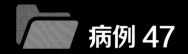

一名 82 岁女性患者在浴室滑倒，右侧着地。患者平时可独立活动；既往有骨质疏松症（双膦酸盐治疗中）、高血压、心绞痛、心肌梗死及一过性脑缺血发作（TIA）的病史。查体示患者右股骨近端疼痛，无法活动。远端脉搏存在，感觉和运动功能保留。闭合性损伤。

需拍摄右侧髋部前后位及侧位片以评估骨折。

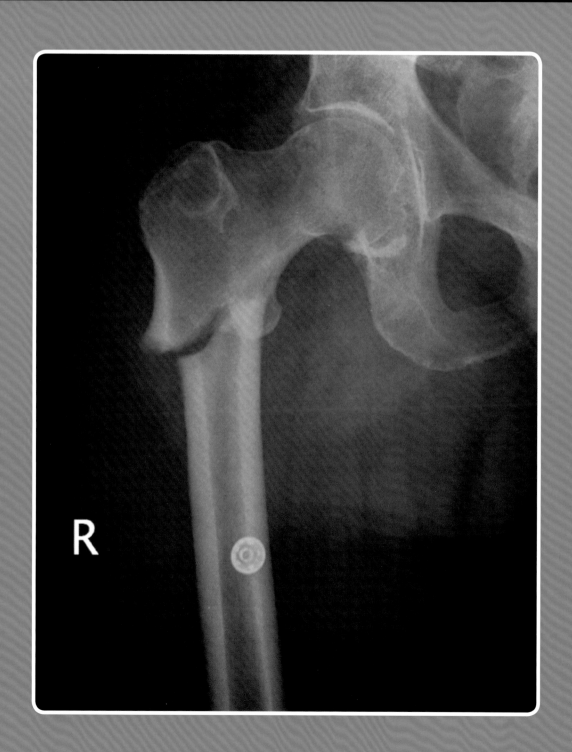

报告：股骨粗隆下骨折

患者 ID　匿名。

投照区域　右侧髋部。

投照体位　前后位。

投照技术合理性

- 覆盖范围不满意：前后位片未完全包括耻骨支，无侧位 X 线片。
- 曝光合适。
- 患者无旋转。

骨折详细描述

骨折累及股骨近端，位于小粗隆旁，在其远侧。

为斜行、单纯性和关节外骨折。

可见移位及轻度内翻成角。

无旋转。

无短缩。

关节

无脱位或半脱位。

无关节游离体。

无关节积液或积脂血征。

右侧髋关节有关节炎改变，呈关节间隙狭窄及软骨下骨质硬化。

软组织

无软组织肿胀。

无外科性气肿。

背景骨

骨折部位的外侧骨皮质似表现肥厚。

骨病变

无骨病变。

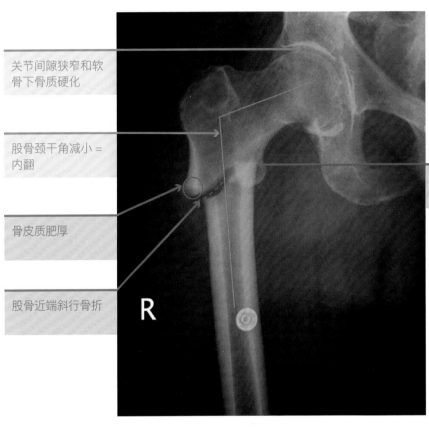

关节间隙狭窄和软骨下骨质硬化

股骨颈干角减小 = 内翻

骨皮质肥厚

股骨近端斜行骨折

骨折位于小粗隆旁，在其远侧

R

病例概要与鉴别

　　本例 X 线片显示股骨粗隆下骨折；骨折部位周围骨皮质肥厚，提示这是继发于双膦酸盐治疗的病理性骨折。

临床检查及处理

　　应给予患者适当的镇痛处理。

　　需再拍摄完整的前后位 X 线片，包含完整的耻骨支。

　　患者应由多学科团队处理，包括专门治疗髋关节骨折的骨科医生；作为治疗的一部分，应将患者转诊至骨科医生，使用髓内钉进行手术固定。术中的骨样本应送至实验室行组织学检查，以除外引发骨折原因之一的转移性疾病。

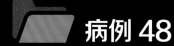

病例 48

一名 71 岁女士在弯腰捡东西时突然发作严重的右髋疼痛，随后被送至急诊科。患者自诉还听到"砰"的声音。既往曾行右侧全髋关节置换和左侧髋关节切除成形手术（Girdlestone）。查体示患者无法自主移动髋部。右腿外旋并保持伸展状态。右腿似乎较左腿长。远端脉搏存在，运动和感觉功能保留。

需拍摄骨盆前后位及右髋部侧位片以评估骨折。

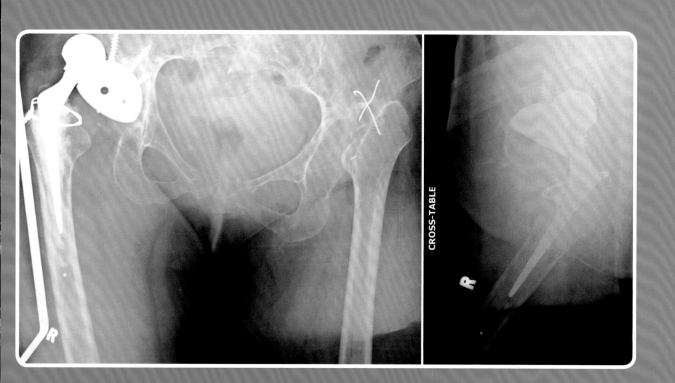

报告：全髋关节置换术后的前脱位

患者 ID　匿名。
投照区域　骨盆和右髋。
投照体位　前后位和侧位。
投照技术合理性
- 覆盖范围满意。
- 曝光合适。
- 患者无旋转。

骨折详细描述
无骨折。

关节
可见右侧全髋关节置换术后的前脱位。上方的髋臼部周围被一条可疑透亮线围绕；股骨组成部分的骨泥接合不伴有任何溶骨，但未见大粗隆，小粗隆上方可见连接线。
无关节游离体。
无关节积液或积脂血征。
无关节炎改变。

软组织
无软组织肿胀。
无外科性气肿。

背景骨
既往左髋曾行 Girdlestone 手术，其余背景骨正常。

骨病变
无骨病变。

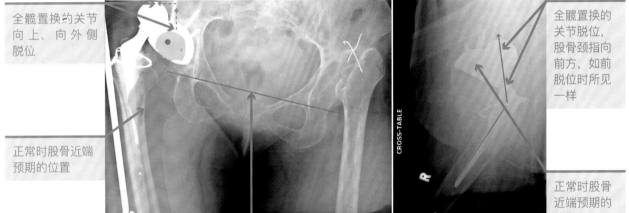

全髋置换的关节向上、向外侧脱位

正常时股骨近端预期的位置

尽管右髋脱位，左侧小粗隆较高，左腿仍较短，是由于 Girdlestone 手术（髋关节切除）的结果

全髋置换的关节脱位，股骨颈指向前方，如前脱位时所见一样

正常时股骨近端预期的位置

病例概要与鉴别
　　本例 X 线片显示右侧全髋关节置换术后的前脱位。

临床检查及处理
　　应给予患者适当的镇痛处理。
　　应镇静地或在全身麻醉下行髋关节复位；应将患者转诊至骨科医生，他们可能研究脱位的原因，并考虑外科干预，如患者反复发作则适合手术治疗。

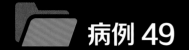
一名 74 岁男性患者在花园台阶上绊倒，右侧着地，被送至急诊科。患者既往曾因骨关节炎行右侧全髋关节置换术，左髋有动力性髋螺钉术。查体可见患者无法活动。右髋疼痛，大腿有挫伤。远端脉搏存在，感觉和运动功能保留。闭合性损伤。

需拍摄骨盆前后位及右髋侧位 X 线片以评估骨折。

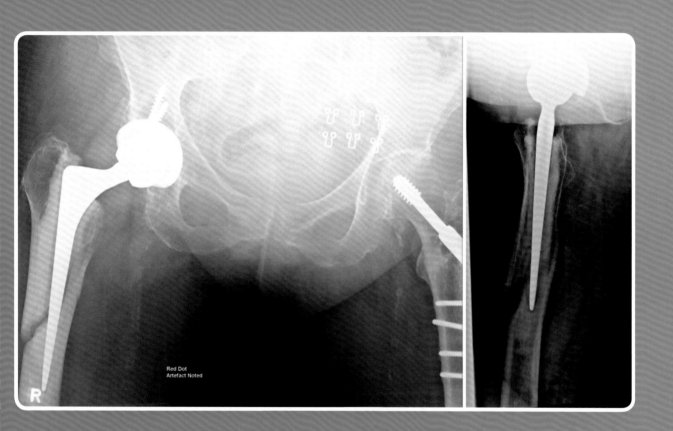

报告：假体周围股骨干骨折

患者 ID　匿名。

投照区域　右髋。

投照体位　骨盆前后位及右髋侧位。

投照技术合理性

- 覆盖范围满意。
- 曝光合适。
- 患者无旋转。

骨折详细描述

骨折累及股骨干，骨折位于右侧全髋关节置换的股骨部假体周围。为螺旋形、单纯性和关节外骨折。

有轻微向后及向内移位。

有轻微向后成角。

无旋转。

无短缩。

右侧全髋关节置换的股骨部周围可见透亮影。

关节

无脱位或半脱位。

无关节游离体。

无关节积液或积脂血征。

无关节炎改变。

软组织

无软组织肿胀。

无外科性气肿。

有血管钙化。

背景骨

背景骨呈骨质减少表现。

骨病变

无骨病变。

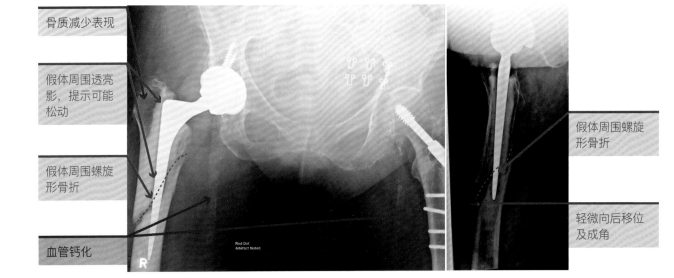

病例概要与鉴别

本例 X 线片显示假体周围股骨干骨折并累及骨泥覆盖部分，股骨植入物有松动。

临床检查及处理

应给予患者适当的镇痛处理。

应将患者转诊至骨科团队；在处理上可有几种治疗选择；手术可能涉及取出松动的植入物及用钢板固定骨折；之后可能施行所谓 "cement in cement" 修复术，即用新的骨水泥和新的稍小植入物填充，旧骨水泥原位保留。

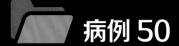

病例 50

一名 69 岁女性患者就诊髋关节诊所。患者主诉双侧髋部严重疼痛，右髋更严重，活动困难。既往史无特殊。查体可见患者步行时呈防痛步态。由于疼痛活动范围减小。屈曲及内旋可引发疼痛。右侧有固定的屈曲畸形。远端脉搏存在，感觉和运动功能保留。

需拍摄骨盆前后位 X 线片以评估退行性改变。

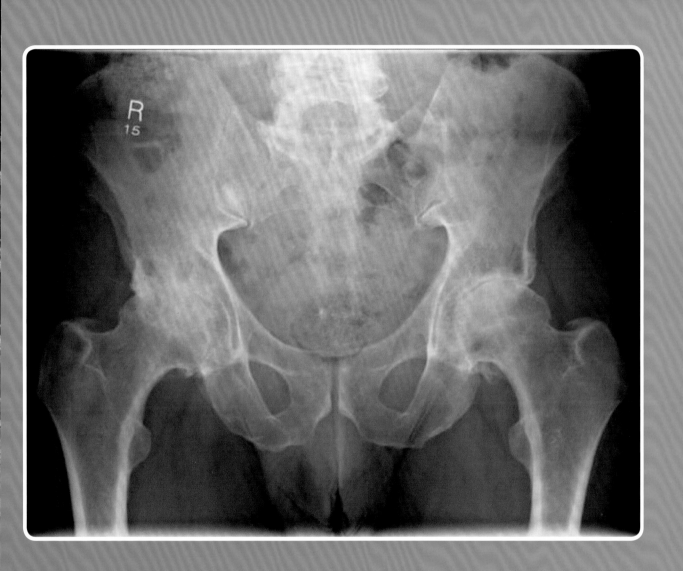

报告：髋关节的骨关节炎

患者 ID　匿名。
投照区域　骨盆。
投照体位　前后位。
投照技术合理性
• 覆盖范围满意。
• 曝光合适。
• 患者无旋转。

骨折详细描述
无骨折。

关节
无脱位或半脱位。
无关节游离体。
无关节积液或积脂血征。
可见两侧髋关节呈关节炎改变；
左侧髋关节间隙几乎完全消失、
软骨下骨质硬化及骨赘形成。
右侧髋关节间隙完全消失、软骨
下骨质硬化及软骨下囊变，骨赘
形成。

软组织
无软组织肿胀。
无外科性气肿。

背景骨
背景骨正常。

骨病变
无骨病变。

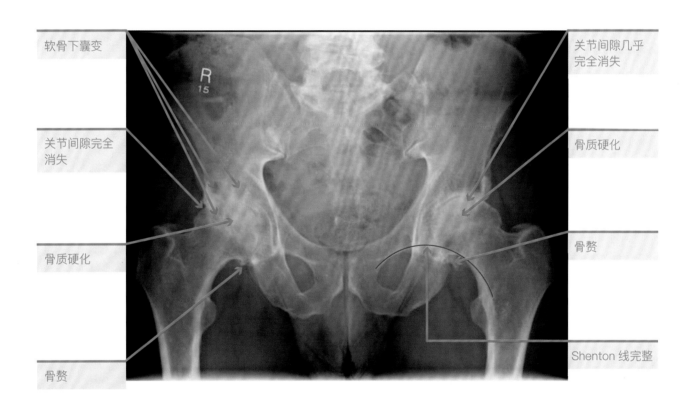

病例概要与鉴别
　　本例 X 线片显示右髋关节重度退行性改变及左髋关节中至重度退行性改变。

临床检查及处理
　　应给予患者适当的镇痛处理。
　　应向患者提供调整生活方式的建议，包括控制体重并最小化减轻承重关节的外部压力，以及提供合适的辅助步行的相关信息。
　　应将患者转诊至骨科医生，他们可能会考虑行全髋关节置换（THR）。

（病例 26 ～ 50　沈枨，译）

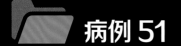
一名 82 岁男子在搬运垃圾箱时摔倒，此后他一直无法活动而被救护车送到急诊科。平时他可以不借助工具独自行走运动，运动耐量约为 3.2km。既往史无特殊。查体可见受伤腿外旋。肢体远端脉搏存在，感觉和运动功能保留。闭合性损伤。

需拍摄骨盆前后位和右髋侧位 X 线片以评估骨折。

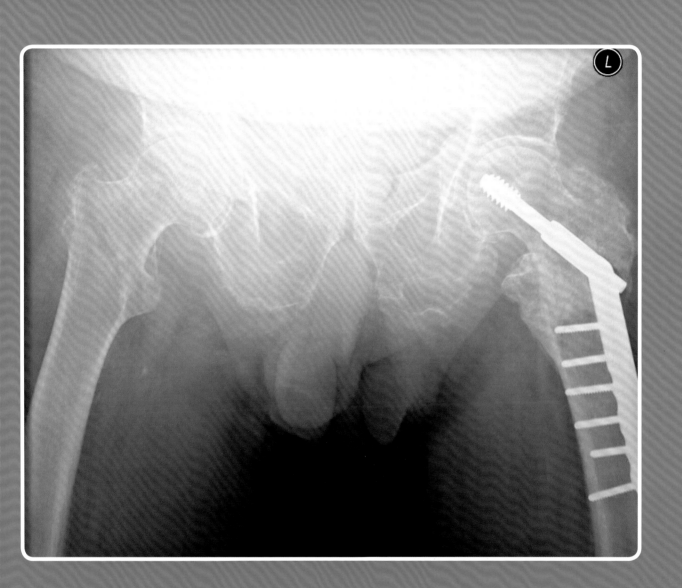

报告：股骨粗隆间骨折

患者 ID　匿名。
投照区域　盆腔。
投照体位　前后位。
投照技术合理性
- 覆盖范围不满意：整个骨盆未包括在前后位片内；髋关节侧位 X 线片不可用于诊断。
- 曝光不合适：曝光不足。
- 患者无旋转。

骨折详细描述
骨折累及右侧股骨粗隆间。
为斜行、单纯性和关节外骨折。

可见轻微移位。
约 5° 内翻成角。
有外旋转。
无短缩。

关节
无半脱位或脱位。
无关节游离体。
无关节积液或积脂血征。
无关节炎改变。

软组织
无软组织肿胀。
无外科性气肿。

背景骨
左侧股骨颈可见一个长动力性髋螺钉（＞4 个螺钉长度）及骨痂形成，符合既往愈合的骨折。其余背景骨正常。

骨病变
无骨病变。

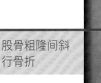
股骨粗隆间斜行骨折

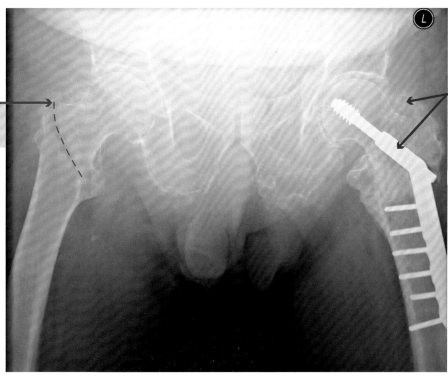
与陈旧性股骨粗隆间骨折有关的骨痂及动力性髋螺钉

病例概要与鉴别
　　本例 X 线片显示轻微移位的右侧股骨粗隆间骨折。

临床检查及处理
　　应给予患者适当的镇痛处理。
　　应再复阅右侧髋关节侧位 X 线片，以评估骨折移位或成角情况，并再拍摄包括整个骨盆的前后位 X 线片。
　　患者应由多学科团队处理，包括专门治疗髋关节骨折的骨科医生。作为治疗的一部分，应将患者转诊至骨科医生使用动力性髋螺钉进行手术固定。

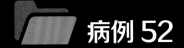

病例 52

一名 55 岁的女工程师骑自行车摔倒后无法活动，随后被送到急诊科。既往史无特殊。查体显示患者左侧髋关节内、外旋转时有轻度疼痛，无缩短。肢体远端脉搏存在，感觉和运动功能保留。闭合性损伤。现在限制活动，疼痛有所缓解。

需拍摄骨盆前后位和左髋侧位 X 线片以评估骨折。

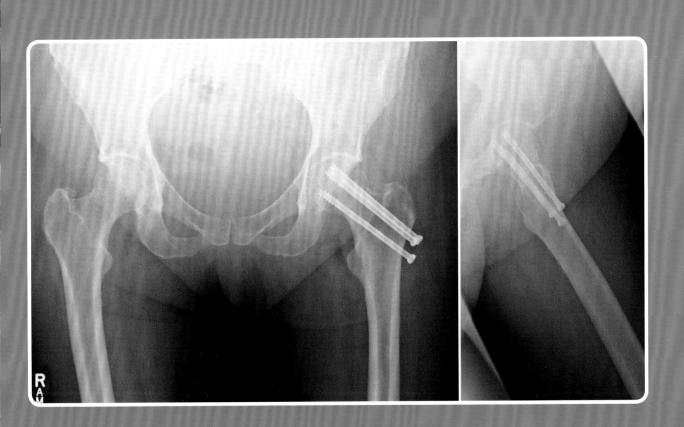

报告：既往髋关节骨折固定术的空心螺钉

患者 ID 匿名。
投照区域 左侧髋关节。
投照体位 前后位和侧位。
投照技术合理性
- 覆盖范围满意。
- 曝光合适。
- 患者无旋转。

骨折详细描述
无急性骨折。

关节
无半脱位或脱位。
无关节游离体。
无关节积液或积脂血征。
两侧髋关节都有关节炎改变，即关节间隙狭窄和软骨下骨质硬化。

软组织
无软组织肿胀。
无外科性气肿。

背景骨
左侧髋关节有空心螺钉内固定在原位，提示既往曾有过无移位性的关节囊内的股骨颈骨折病史；目前没有证据表明金属钉损坏或断裂。
背景骨正常。

骨病变
无骨病变。

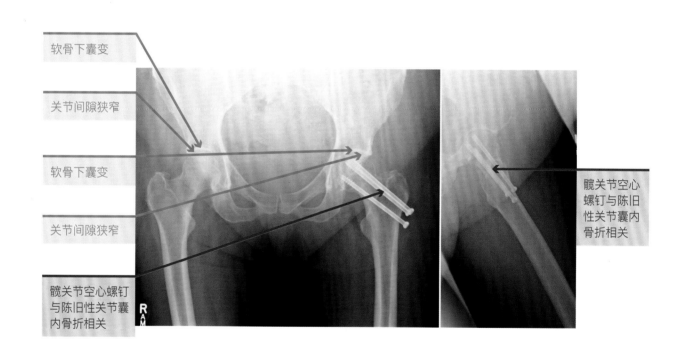

软骨下囊变

关节间隙狭窄

软骨下囊变

关节间隙狭窄

髋关节空心螺钉与陈旧性关节囊内骨折相关

髋关节空心螺钉与陈旧性关节囊内骨折相关

病例概要与鉴别

　　本例 X 线片显示在伴有双侧髋关节骨关节炎改变的背景下，未发现急性骨折。左侧髋关节空心螺钉与既往关节囊内股骨颈骨折有关。

临床检查及处理

　　应给予患者适当的镇痛处理。

　　应向患者提供调整生活方式的建议，包括控制体重和避免给承重关节额外的压力。

　　如果疼痛持续，家庭医生应进行随访，并考虑进一步的骨关节炎治疗。

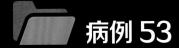
一名 91 岁女性老年患者因头晕摔倒在家里，后被送至急诊科。平时她可拄拐杖行走。既往史无特殊。查体可见患者左髋部有压痛。然而，她能够在完全负重的情况下活动，髋关节活动范围正常。肢体远端脉搏存在，感觉和运动功能保持。闭合性损伤。

需要拍摄骨盆前后位和左髋侧位 X 线片以评估骨折。

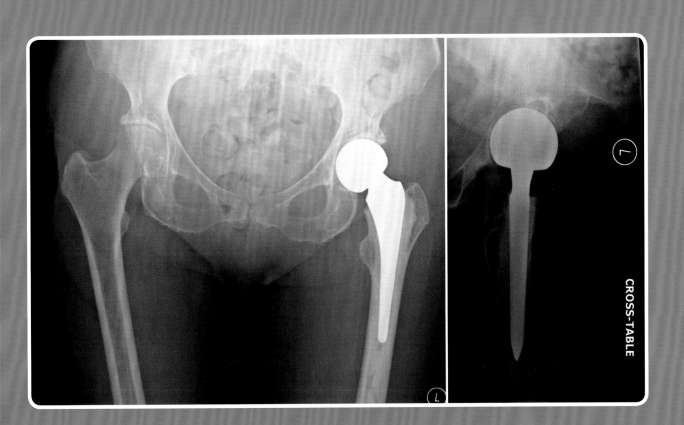

报告：骨水泥型半髋关节置换

患者 ID 匿名。
投照区域 左侧髋关节。
投照体位 前后位和侧位。
投照技术合理性
- 覆盖范围满意。
- 曝光合适。
- 患者无旋转。

骨折详细描述
无急性骨折。

关节
无半脱位或脱位。
无关节游离体。
无关节积液或积脂血征。
无关节炎性改变。

软组织
无软组织肿胀。
无外科性气肿。

背景骨
可见左侧髋关节骨水泥型半髋关节置换术后改变，与既往关节囊内股骨颈骨折有关。
目前没有证据表明金属置换物损坏／断裂或松动。
背景骨正常。

骨病变
无骨病变。

股骨头被置换，但髋臼未置换，即为半髋关节被置换（半髋关节置换术）

陈旧性关节囊内骨折所致半髋关节置换

假体周围无骨折或未见提示松动的透亮影

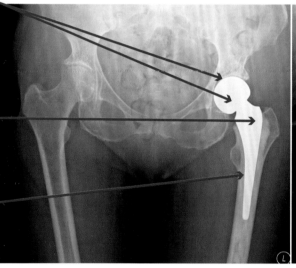
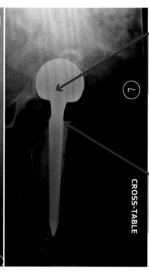

陈旧性关节囊内骨折所致半髋关节置换

假体周围无骨折或未见提示松动的透亮影

病例概要与鉴别

　　本例 X 线片显示无急性骨折。可见左侧髋关节骨水泥型半髋关节置换术后表现，没有证据表明金属置换物损坏、假体周围骨折或松动。

临床检查及处理

　　应给予患者适当的镇痛处理。
　　目前无须对髋关节局部情况进行常规随访，但应评估患者摔倒后的全身情况。

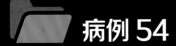
一名 94 岁老年女性患者被养老院的工作人员发现躺在地上，后被救护车送至急诊科。患者居住在养老院并患有多种疾病，平常活动只能从床上移到椅子上。既往有痴呆和高血压的病史。查体可见患者左髋关节有压痛，大粗隆处有挫伤，左腿缩短约 2cm。闭合性损伤，肢体远端脉搏存在，感觉和运动功能保持。

需拍摄骨盆前后位和左髋侧位 X 线片以评估骨折。

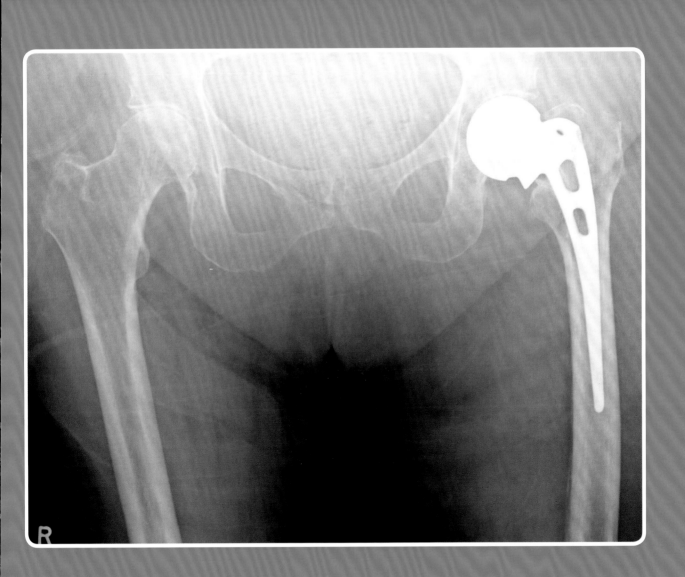

报告：无骨水泥型半髋关节置换

患者 ID　匿名。
投照区域　左侧髋关节。
投照体位　前后位和侧位。
投照技术合理性

- 覆盖范围不满意，整个骨盆未包括在前后位片内；髋关节侧位 X 线片不可供用于诊断。
- 曝光合适。
- 患者无旋转。

骨折详细描述

左侧大粗隆顶端可见移位性骨折。

关节

无半脱位或脱位。
无关节游离体。
无关节积液或积脂血征。
右髋关节可见关节炎改变，即关节间隙狭窄和软骨下骨质硬化。

软组织

无软组织肿胀。
无外科性气肿。

背景骨

可见左侧髋关节无骨水泥型半髋

关节置换术后改变，与既往关节囊内股骨颈骨折有关。目前没有证据表明金属钉损坏或断裂。
背景骨呈骨质减少改变。

骨病变

无骨病变。

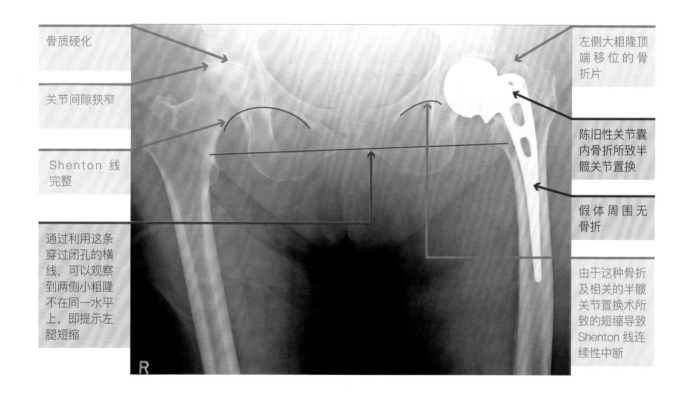

骨质硬化

关节间隙狭窄

Shenton 线完整

通过利用这条穿过闭孔的横线，可以观察到两侧小粗隆不在同一水平上，即提示左腿短缩

左侧大粗隆顶端移位的骨折片

陈旧性关节囊内骨折所致半髋关节置换

假体周围无骨折

由于这种骨折及相关的半髋关节置换术所致的短缩导致Shenton 线连续性中断

病例概要与鉴别

　　本例 X 线片显示无急性骨折。可见左侧髋关节无骨水泥型半髋关节置换术后表现，没有证据表明金属置换物损坏、假体周围骨折。

临床检查及处理

　　应给予患者适当的镇痛处理。
　　应重新拍摄包括整个骨盆的前后位 X 线片，还应复查侧位 X 线片。
　　应给予药物治疗骨质疏松。
　　无须骨科常规随访。

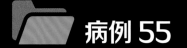

病例 55

一名 12 岁的肥胖女孩出现了 2 周的左髋和腹股沟疼痛病史，并伴有跛行。她的左腿现在已经不能负重了。患者身体健康。既往史无特殊。查体可见患者左侧髋关节不能主动内旋、外展和屈曲活动。左髋关节被动屈曲时，左腿向外旋转。她走路时左侧呈防痛步态。

需拍摄骨盆前后位 X 线片以评估骨折。

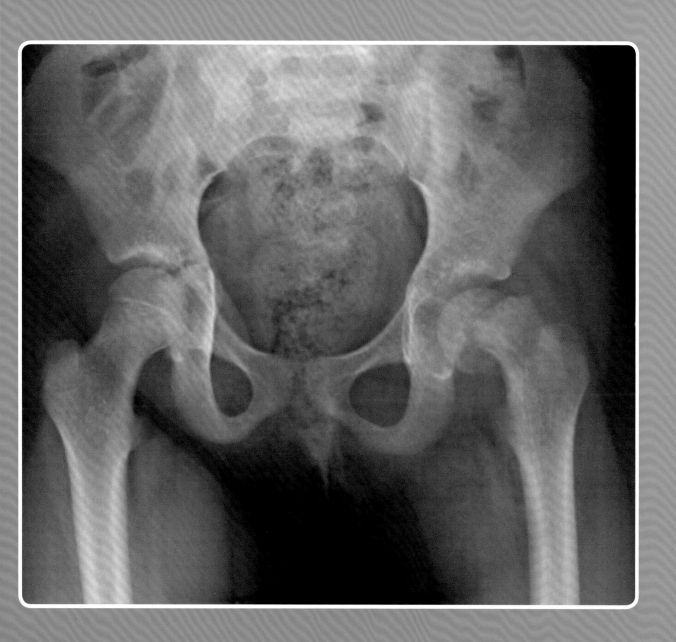

报告：股骨上端骨骺滑脱 (SUFE)

患者 ID　匿名。

投照区域　骨盆。

投照体位　前后位。

投照技术合理性

- 覆盖范围不满意，不能观察到髂骨的上半部分。
- 曝光合适。
- 患者无旋转。

骨折详细描述

左侧股骨颈骨折，并穿过骺板。

为横行、单纯性和关节外骨折。

远端骨折碎片向上外侧移位。

有内翻成角。

向外部旋转。

有短缩。

关节

无半脱位或脱位。

无关节游离体。

无关节积液或积脂血征。

无关节炎改变。

软组织

无软组织肿胀。

无外科性气肿。

背景骨

背景骨正常。

骨病变

无骨病变。

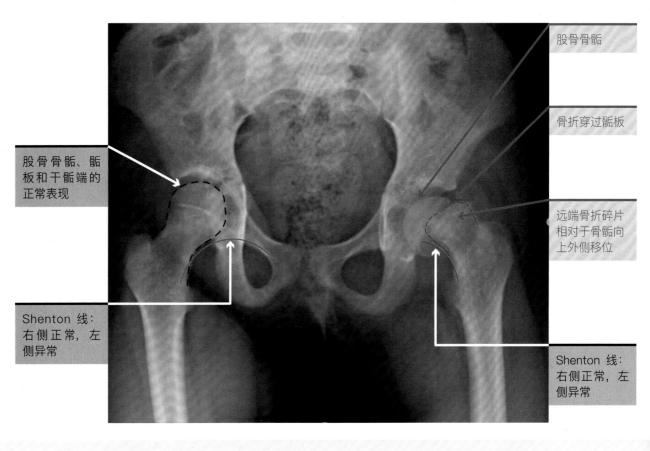

股骨骨骺

骨折穿过骺板

远端骨折碎片相对于骨骺向上外侧移位

股骨骨骺、骺板和干骺端的正常表现

Shenton 线：右侧正常，左侧异常

Shenton 线：右侧正常，左侧异常

病例概要与鉴别

　　本例 X 线片显示左侧股骨近端累及骺板的移位性骨折。这既符合左侧股骨上端骨骺滑脱（SUFE），也符合 Salter-Harris 1 型损伤。

临床检查及处理

　　应给予患者适当的镇痛处理。

　　需再拍摄髋关节侧位 X 线片。

　　应紧急转诊至骨科医生做进一步治疗处理，可能包括用空心螺钉经皮原位固定骨骺或切开复位和内固定。治疗方案的选择尚有争议。

　　对于非病变侧进行预防性固定也存在一定争议，但这也是可考虑的方案。

一名 12 岁女孩自诉最近 2 周她的右髋部疼痛，这种疼痛与冷热的感觉有关。近期没有外伤史。经镇痛处理后，她的症状仍没有改善。她的家庭医生将她转诊来做进一步检查。既往史无特殊。查体示患者轻度发热，体温 37.7℃，系统检查正常：两肺呼吸音清，心音正常，腹部柔软、无压痛。髋关节检查时可诱发腹股沟疼痛。大粗隆无压痛，但髋关节做主动的内、外旋转及屈伸动作时均有疼痛。右下肢神经血管完整。

需拍摄骨盆蛙式位的前后位 X 线片以评估股骨上端骨骺滑脱（SUFE）。

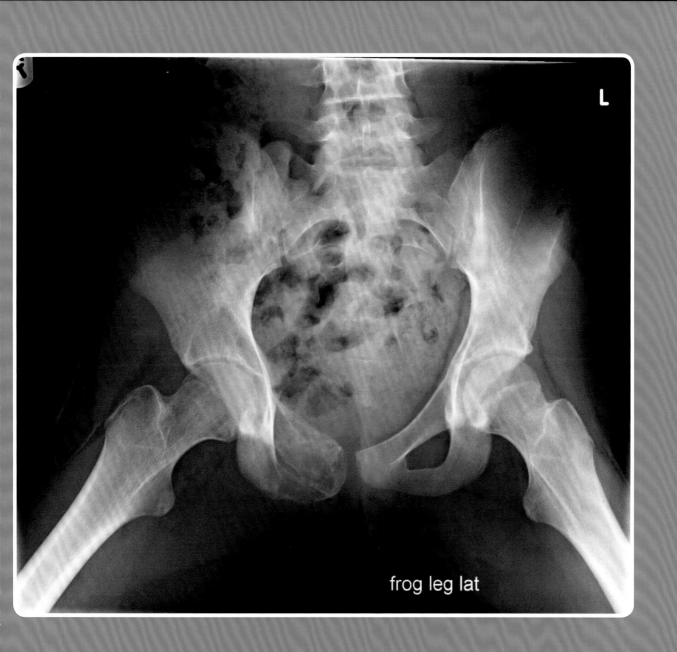

frog leg lat

报告：Ewing 肉瘤

患者 ID　匿名。
投照区域　骨盆。
投照体位　蛙式位 前后位。
投照技术合理性
- 覆盖范围满意。
- 曝光合适。
- 患者无旋转。

骨折详细描述
无骨折。

关节
无半脱位或脱位。
无关节游离体。
无关节积液或积脂血征。
无关节炎改变。

软组织
右侧腹股沟软组织肿胀。
无外科性气肿。

背景骨
背景骨正常。

骨病变
右侧耻骨支可见骨病变。
表现为溶骨性、膨胀性改变。
较宽的过渡带。
可见明显的骨质破坏和骨膜反应。
虽然伴有软组织肿胀，但未见软组织肿块或成分。

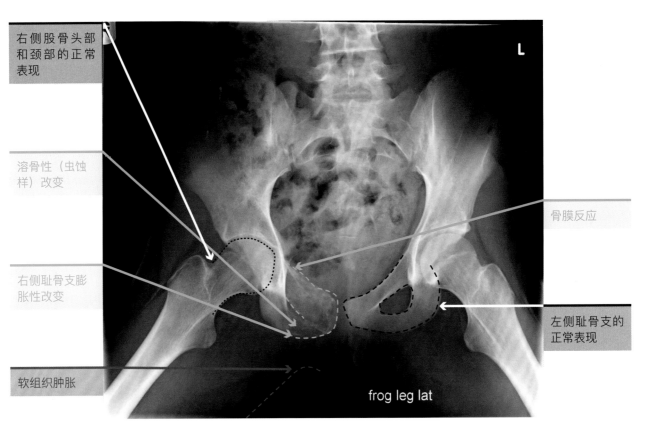

右侧股骨头部和颈部的正常表现

溶骨性（虫蚀样）改变

右侧耻骨支膨胀性改变

软组织肿胀

骨膜反应

左侧耻骨支的正常表现

frog leg lat

病例概要与鉴别

　　本例 X 线片显示累及右侧耻骨支的侵袭性及破坏性骨病变。根据其表现、位置和患者年龄，最可能的病因是 Ewing 肉瘤。鉴别诊断包括其他原发性肿瘤（如骨肉瘤）、转移瘤和骨髓炎。

临床检查及处理

　　应给予患者镇痛处理。
　　应做常规的血液检查，包括骨代谢指标物和炎症指标物。
　　应做 MRI 检查可以更好地显示病变范围和做局部分期。
　　应做胸部、腹部和盆腔的增强 CT 扫描以进行病变远处转移的分期。
　　应转诊至骨肿瘤中心的专家进行会诊。

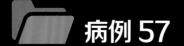
一名 64 岁的秘书向她的家庭医生诉说最近 7 周她的下背部疼痛，且疼痛随活动加剧。同时最近 2 个月以来，患者体重减轻。查体可见双侧髋关节活动范围正常，也没有神经根病的证据。患者的左侧髂骨翼有压痛。

需拍摄骨盆前后位 X 线片以评估不全骨折或破坏性骨病变。

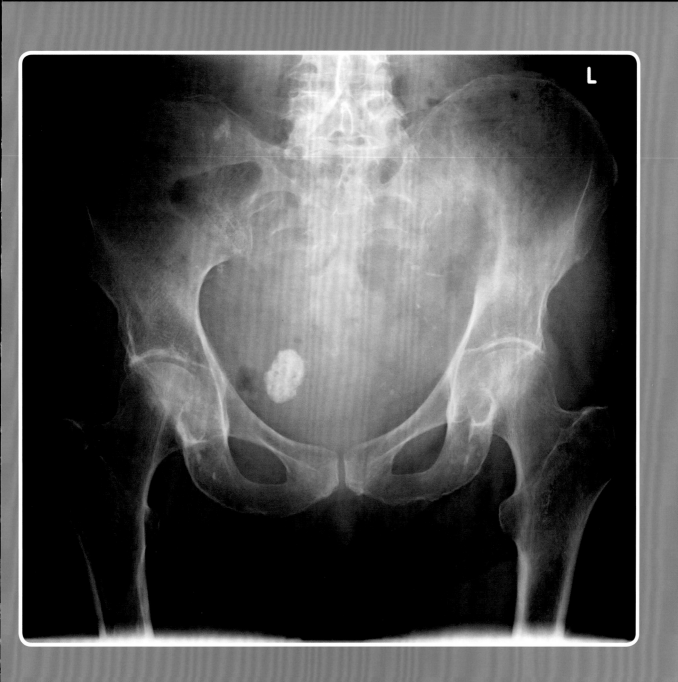

报告：转移性骨病

患者 ID　匿名。
投照区域　骨盆。
投照体位　前后位。
投照技术合理性
- 覆盖范围满意。
- 曝光合适。
- 患者无旋转。

骨折详细描述
无骨折。

关节
无半脱位或脱位。

无关节游离体。
无关节积液或积脂血征。
无关节炎改变。

软组织
无软组织肿胀。
无外科性气肿。
可见一个边界清楚的钙化性肿块投影在骨盆右侧区，符合偶发的钙化性纤维瘤。

背景骨
背景骨正常。

骨病变
左侧髂骨可见骨病变。
表现为溶骨性，但无膨胀性改变。
过渡带较宽。
可见明显的骨质破坏，特别是左侧骨盆边缘。
无骨膜反应。
骨盆左侧区可疑软组织肿块或成分。

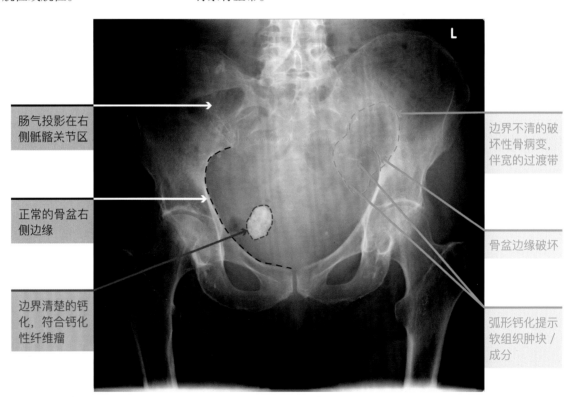

肠气投影在右侧骶髂关节区

正常的骨盆右侧边缘

边界清楚的钙化，符合钙化性纤维瘤

边界不清的破坏性骨病变，伴宽的过渡带

骨盆边缘破坏

弧形钙化提示软组织肿块/成分

病例概要与鉴别

　　本例 X 线片显示左侧髂骨侵袭性骨病变，导致骨质破坏。这样年龄的患者最可能的鉴别诊断是转移性病变，其原发肿瘤可能是肺癌或乳腺癌，它们是最常见的肿瘤类型。至于诸如骨肉瘤等原发性骨肿瘤的可能性较小。

临床检查及处理

　　患者需做进一步检查。疾病局部分期应做 MRI 检查，远处转移通过胸部、腹部和盆腔增强 CT 检查及骨扫描进行评估。建议在检查肿瘤标记物之前，应做包括骨髓瘤筛查的血液检查，并与肿瘤团队联系。

　　治疗取决于溶骨性病变的原因，如果是转移性疾病，那么化疗、放疗或肿瘤特异性治疗，如用于治疗乳腺癌的赫赛汀，将是主要的治疗方式。

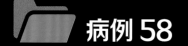

病例 58

　　一名 74 岁的半盲女士摔碰倒在她孙女留在地板上的玩偶上，左侧半身着地。当发现时她躺在地板上并一直无法活动，后被救护车送至急诊科。既往史无特殊。查体可见左侧髋部周围有挫伤，在大粗隆和腹股沟触诊有触压痛。左髋的各方位活动都很疼痛。远端脉搏存在，感觉和运动功能保留。闭合性损伤。

　　需拍摄骨盆和左侧髋部前后位及侧位 X 线片以评估骨折。

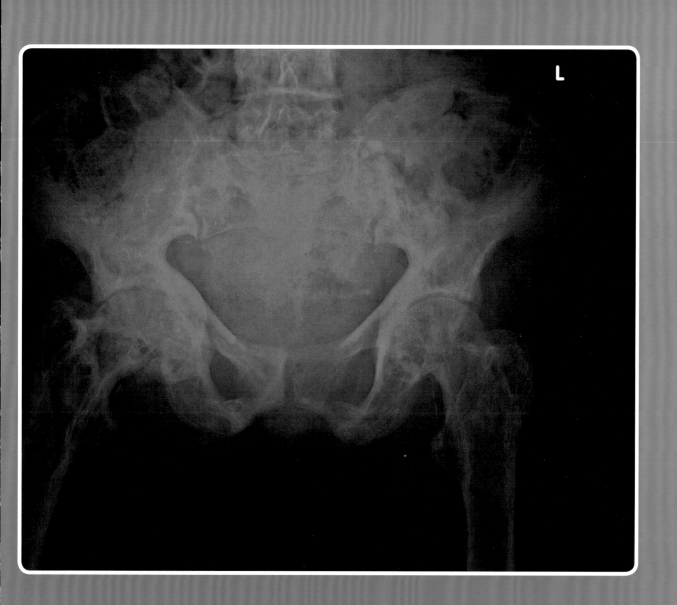

报告：股骨粗隆间骨折伴 Paget 病

患者 ID　匿名。

投照区域　骨盆部（前后位）和髋部（侧位）。

投照体位　前后位和侧位。

投照技术合理性
- 覆盖范围不满意，只有前后位片可供诊断。
- 曝光合适。
- 患者无旋转。

骨折详细描述

骨折累及左侧股骨粗隆间。

为斜行、单纯性和关节外骨折。

无移位。

无成角。

无旋转。

无缩短。

关节

无半脱位或脱位。

无关节游离体。

无关节积液或积脂血征。

两侧髋关节均有关节炎改变，右侧更为显著，可见骨赘形成和关节间隙几乎完全消失。鉴于背景骨有异常表现，很难评估软骨下骨质硬化和囊变。

软组织

无软组织肿胀。

无外科性气肿。

股血管有血管性钙化。

背景骨

盆腔及股骨近端的背景骨异常。可见骨皮质和骨小梁增厚、硬化，特别是累及右侧的髂耻线和髂坐线，骨质呈膨胀性改变。

骨病变

无局灶性骨病变。

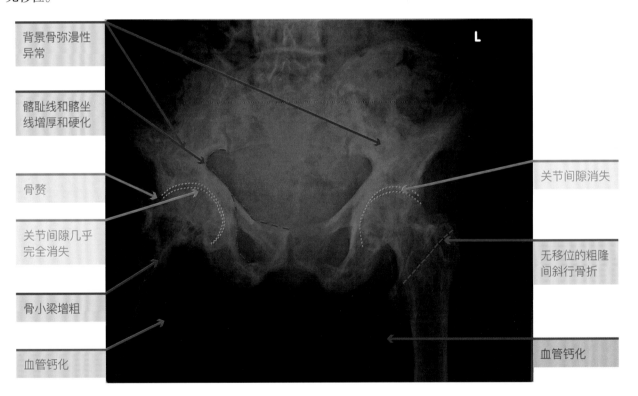

背景骨弥漫性异常

髂耻线和髂坐线增厚和硬化

骨赘

关节间隙几乎完全消失

骨小梁增粗

血管钙化

关节间隙消失

无移位的粗隆间斜行骨折

血管钙化

病例概要与鉴别

　　本例 X 线片显示无移位的左侧股骨粗隆间骨折。背景骨呈弥漫性异常改变，特别是累及骨盆，符合 Paget 病。

临床检查及处理

　　应给予患者镇痛处理。

　　需再做侧位 X 线片检查。

　　患者应由多学科团队处理，包括专门治疗髋关节骨折的骨科医生。应给予患者标准化的护理。手术处理需要骨科医生的介入，有可能使用动力性髋螺钉固定。

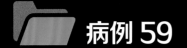

病例 59

一名 52 岁女性患者从中心花园 10 级台阶上摔下来，左侧半身着地。现在患者主诉疼痛，左半身不能负重。既往有盆腔恶性肿瘤和右侧肾积水的病史。查体可见患者左腿缩短并外旋。左髋负重时疼痛，无法活动。远端脉搏存在，感觉和运动功能保留。闭合性损伤。

需拍摄骨盆前后位 X 线片以评估骨折。

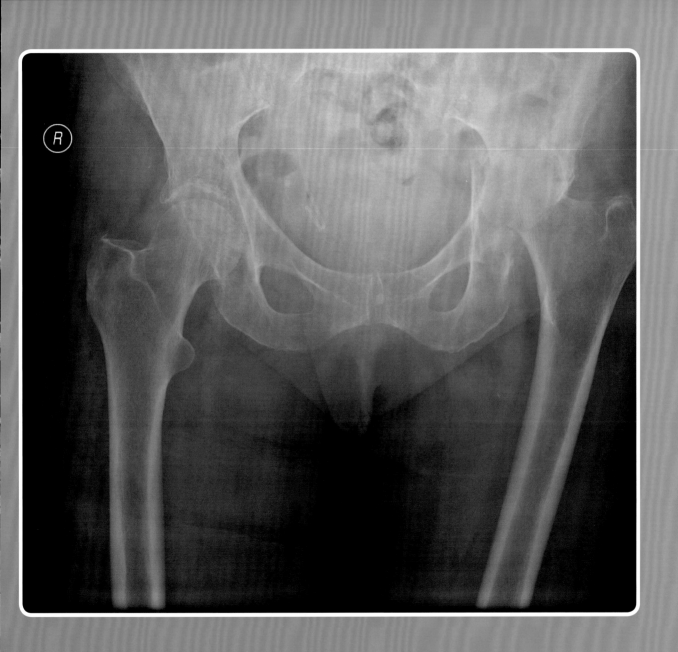

报告：髋臼骨折

患者 ID　匿名。
投照区域　盆腔。
投照体位　前后位。
投照技术合理性
- 覆盖范围不满意，骨盆近端部分未完全包括。
- 曝光合适。
- 患者无旋转。

骨折详细描述
骨折累及左侧髋臼。
为关节内的骨折。

左股骨头向内侧和向上方移位（髋臼突出）。
无成角。
无旋转。
无短缩。

关节
无半脱位或脱位。
无关节游离体。
无关节积液或积脂血征。
无关节炎改变。

软组织
无软组织肿胀。
无外科性气肿。
在骨盆右侧区内可见一向下走行的部分线性结构，其位置和形状与输尿管支架一致。

背景骨
背景骨正常。

骨病变
无骨病变。

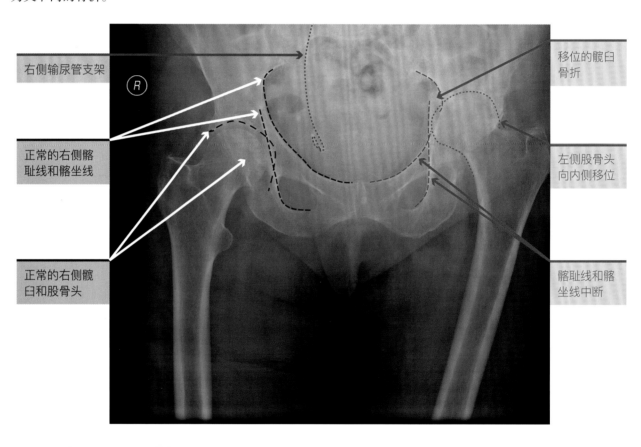

右侧输尿管支架

正常的右侧髂耻线和髂坐线

正常的右侧髋臼和股骨头

移位的髋臼骨折

左侧股骨头向内侧移位

髂耻线和髂坐线中断

病例概要与鉴别

　　本例 X 线片显示左髋臼骨折，髋臼和股骨头向内侧和向上方移位。

临床检查及处理

　　应给予患者镇痛处理。

　　患者应转诊做进一步的影像学检查，包括骨盆 Judet 位摄片和 CT 扫描。需转诊至骨科，医生可能会考虑手术，这需依潜在的恶性肿瘤、预期的寿命和骨折的严重程度而定。

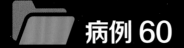

病例 60

一名 15 岁女乘客在一次公路交通事故中受伤，被救护车送至一家大型儿科创伤中心，并给她安装了一个骨盆外固定器。经过初步检查评估后，患者病情稳定，只是怀疑孤立性骨盆损伤。既往史无特殊。查体可见患者骶骨和腹股沟有触压痛。髋部活动范围不受限，但患者有疼痛。远端脉搏存在，感觉和运动功能保留。闭合性损伤。

需拍摄骨盆前后位 X 线片以评估骨折。

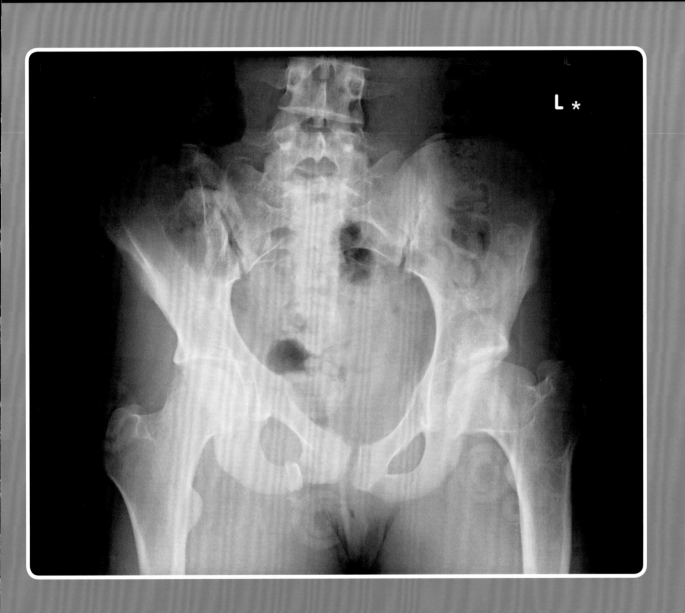

报告：复杂的骨盆骨折

患者 ID　匿名。
投照区域　盆腔。
投照体位　前后位。
投照技术合理性
- 覆盖范围满意。
- 曝光合适。
- 患者无旋转。

骨折详细描述
骨折累及右侧耻骨上支和下支。
为纵行、单纯性和关节外骨折。
可见耻骨支骨折移位。
无成角。
无旋转。
无短缩。
骨折累及右侧骶骨翼。

为纵行、单纯性骨折。似累及右侧骶髂关节，关节间隙变增宽。
无移位。
无成角。
无旋转。
无短缩。
骨折累及右侧下部骶前孔中的一个，不伴移位。
无成角。
无旋转。
无短缩。

关节
右侧骶髂关节远端表现似有增宽，提示部分断裂。
左侧骶髂关节和耻骨联合基本

完整。
无关节游离体。
无关节积液或积脂血征。
左股骨头和颈部发育不良，外形异常。这可能与髋关节发育不良、股骨上端骨骺滑脱或 Perthes 病有关。

软组织
无软组织肿胀。
无外科性气肿。
可见骨盆固定器影。

背景骨
背景骨正常。

骨病变
无骨病变。

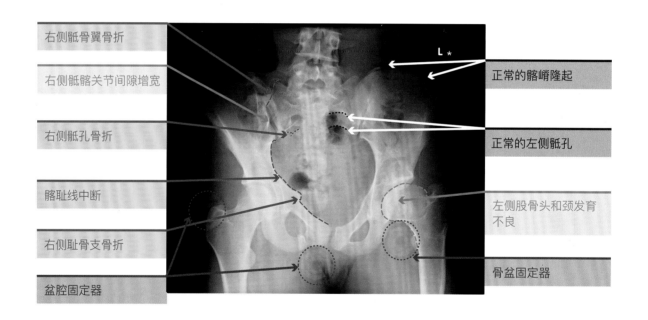

左侧图注（从上到下）：
右侧髂骨翼骨折
右侧骶髂关节间隙增宽
右侧骶孔骨折
髂耻线中断
右侧耻骨支骨折
盆腔固定器

右侧图注（从上到下）：
正常的髂嵴隆起
正常的左侧骶孔
左侧股骨头和颈发育不良
骨盆固定器

病例概要与鉴别

　　本例 X 线片显示右侧耻骨上支和下支骨折，右侧髂骨翼也有骨折及右侧骶髂关节间隙增宽，右侧骶前孔也可见无移位的骨折。这些损伤提示严重的骨盆损伤。

临床检查及处理

　　应给予患者镇痛处理。

　　应使用 ATLS 指南对患者进行处理，以评估是否有更多的损伤。

　　患者应做骨盆和骶骨的急诊增强 CT 检查，以进一步显示骨损伤特点和评估软组织或内脏的损伤，尤其是膀胱的创伤性损伤。

　　应与小儿骨科和骨盆外科医生讨论，他们可能会考虑手术干预。

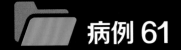
一名 55 岁患有类风湿关节炎的女性患者，数月来右髋疼痛呈逐渐加重，并已发展到她目前难以负重状态。既往病史记录患者双手具有明显的类风湿关节炎表现，此前曾用过皮质类固醇治疗。查体可见因右髋疼痛在各个方向的活动均受限。患者步行活动时右腿呈防痛步态。

需拍摄骨盆前后位 X 线片以评估退行性改变。

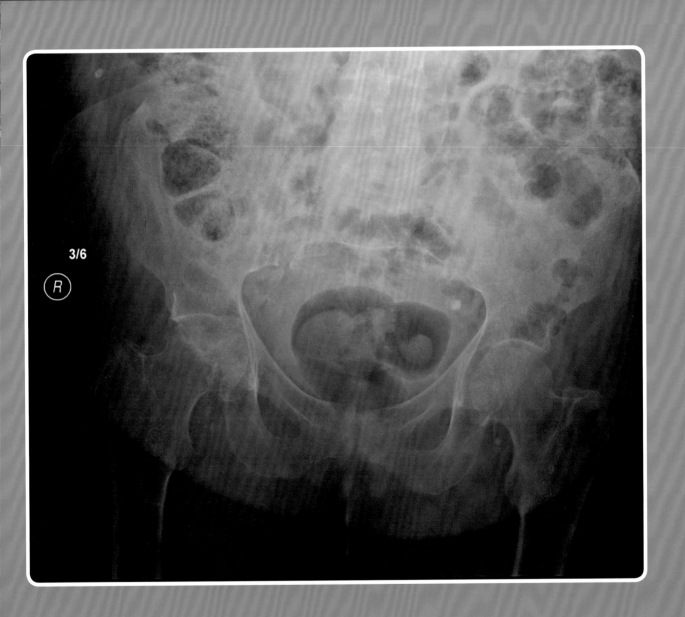

报告：股骨头缺血性坏死

患者 ID　匿名。
投照区域　盆腔。
投照体位　前后位。
投照技术合理性
• 覆盖范围满意。
• 曝光合适。
• 患者无旋转。

骨折详细描述
无急性骨折。

关节
无半脱位或脱位。
无关节游离体。
无关节积液或积脂血征。
右髋有关节炎表现，伴右侧股骨头塌陷。
左髋有关节炎表现，可见关节间隙狭窄，但无股骨头塌陷。

软组织
无软组织肿胀。

无外科性气肿。
股血管可见血管壁钙化。
下腰椎区可见有与之重叠的钙化影。

背景骨
背景骨正常。

骨病变
无骨病变。

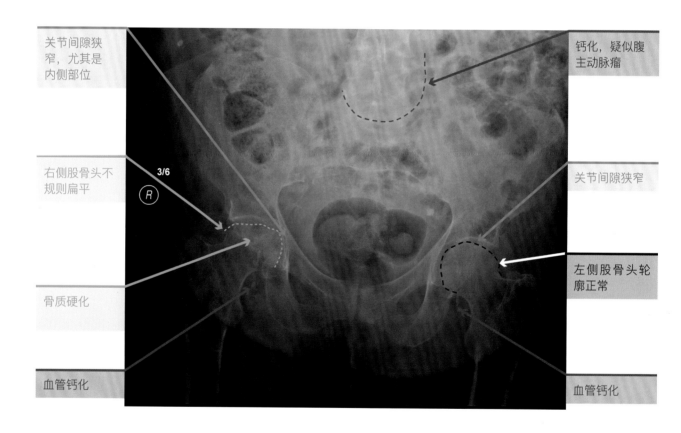

关节间隙狭窄，尤其是内侧部位

右侧股骨头不规则扁平

骨质硬化

血管钙化

钙化，疑似腹主动脉瘤

关节间隙狭窄

左侧股骨头轮廓正常

血管钙化

3/6

R

病例概要与鉴别
　　本例 X 线片表现特点符合右侧股骨头缺血性坏死，可见股骨头扁平和关节间隙变窄。
　　这可能与患者之前使用类固醇激素有关，目前导致缺血性坏死最常见的病因是特发性的。
　　与下腰椎重叠的钙化影，怀疑为伴有钙化的腹主动脉瘤。

临床检查及处理
　　应给予患者镇痛处理。
　　患者应转诊至骨科，骨科医生可能会考虑做全髋关节置换手术。
　　需做腹部超声检查，以进一步评估潜在的腹主动脉瘤。

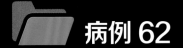

病例 62

一名 89 岁女性老年患者半夜无意中摔倒。她住在一家养老院，由一名工作人员送到急诊科。她不能负重，并有认知障碍的病史。查体可见在触诊和右髋屈曲时腹股沟区疼痛。右髋活动正常。肢体远端脉搏存在，运动和感觉功能保留。闭合性损伤。

需拍摄盆腔前后位 X 线片以评估骨折。

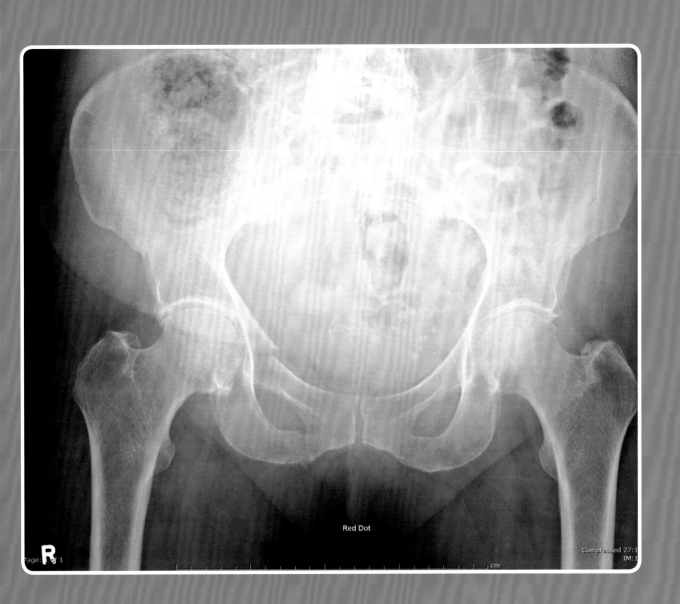

报告：耻骨上支和下支骨折

患者 ID　匿名。
投照区域　盆腔。
投照体位　前后位。
投照技术合理性
- 覆盖范围满意。
- 曝光合适。
- 患者无旋转。

骨折详细描述
骨折累及右侧耻骨上支和下支。
为纵行、单纯性和关节外骨折。

两处骨折都有轻微移位。
无成角。
无旋转。
无短缩。

关节
无半脱位或脱位。
无关节游离体。
无关节积液或积脂血征。
两侧髋关节均有关节炎改变，特别是关节间隙狭窄、软骨下骨质

硬化和骨赘形成。

软组织
无软组织肿胀。
无外科性气肿。
左侧股血管有微小钙化。

背景骨
背景骨正常。

骨病变
无骨病变。

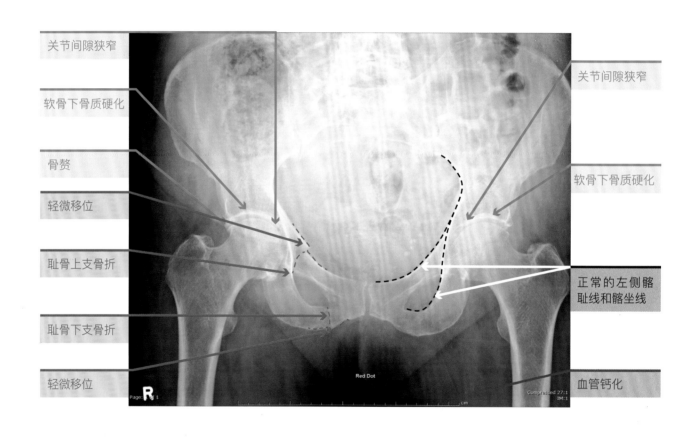

关节间隙狭窄

软骨下骨质硬化

骨赘

轻微移位

耻骨上支骨折

耻骨下支骨折

轻微移位

关节间隙狭窄

软骨下骨质硬化

正常的左侧髂耻线和髂坐线

血管钙化

病例概要与鉴别
　　本例 X 线片显示右侧耻骨上支和下支骨折。

临床检查及处理
　　应给予患者镇痛处理。
　　患者应采用非手术治疗，接受物理治疗和能耐受的负重康复训练。

134

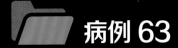
一名 55 岁女性患者跌倒左髋着地后疼痛到急诊科就医。患者有左髋疼痛和体重减轻 3 个月的病史。查体可见左腿缩短并向外旋转。任何运动，尤其是伸展位时的内、外旋转，都很痛苦。肢体远端脉搏存在，运动和感觉功能正常。闭合性损伤。

需拍摄左侧髋关节前后位和侧位 X 线片以评估骨折。

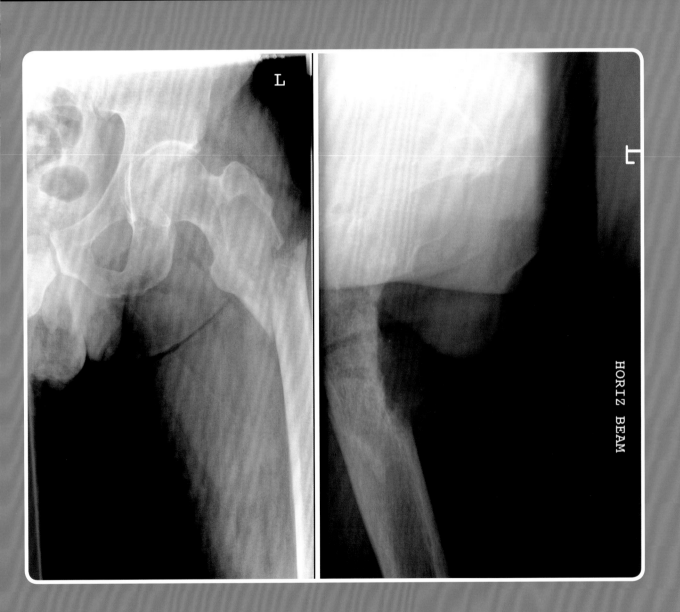

报告：股骨粗隆下骨折伴溶骨性病变

患者 ID　匿名。
投照区域　左侧髋关节。
投照体位　前后位和侧位。
投照技术合理性
- 股骨近端的后侧面未完全包括在侧位 X 线片内。
- 曝光合适。
- 患者无旋转。

骨折详细描述
骨折累及左侧股骨近端。
为斜行、单纯性和关节外骨折。

轻度向外侧方移位。
向内侧成角。
无旋转。
有短缩。

关节
无半脱位或脱位。
无关节游离体。
无关节积液或积脂血征。
无关节炎改变。

软组织
无软组织肿胀。

无外科性气肿。

背景骨
背景骨正常。

骨病变
股骨近端可见骨病变。
表现为溶骨性改变。
非膨胀性改变。
过渡带为混合性的，宽窄不一。
可见骨质破坏。
无骨膜反应。

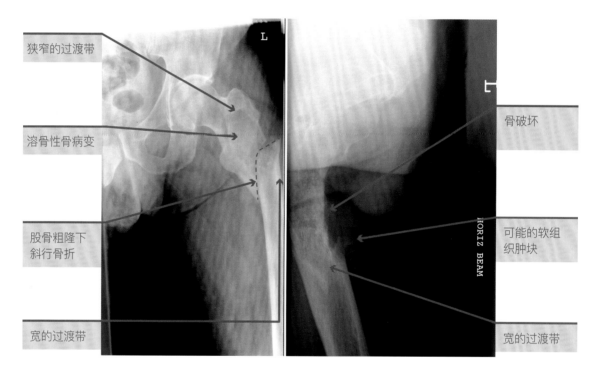

狭窄的过渡带
溶骨性骨病变
股骨粗隆下斜行骨折
宽的过渡带

骨破坏
可能的软组织肿块
宽的过渡带

病例概要与鉴别

本例 X 线片显示左侧股骨粗隆下移位性骨折，伴随相关的股骨近端侵袭性骨病变。
考虑到患者的年龄，该损伤模式最可能代表为骨转移所致的病理性骨折，尽管原发性骨肿瘤也有可能性。

临床检查及处理

应给予患者适当的镇痛处理。
骨病变需要做局部病灶及远处转移的分期。
需做胸部、腹部和盆腔的增强 CT 检查，以试图确定原发肿瘤及分期。
需做股骨全长的 X 线检查，以评估是否有更多的病变。
患者应转诊至肿瘤学团队以明确恶性肿瘤的诊断，再转诊至骨科医生，他们可能考虑采用股骨髓内钉治疗。
在股骨髓内钉术后，患者能立即完全负重。

第六部分　下　肢

LOWER LIMB

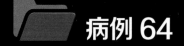

病例 64

一名 20 岁男性患者在过去 3 个月出现不断加重的左侧大腿疼痛和肿胀。没有外伤史。既往史无特殊。查体可见左侧大腿前部一局部固定和坚硬的肿物，范围 20cm×10cm，触诊有压痛。

需拍摄左侧股骨前后位和侧位 X 线片以评估骨质破坏。

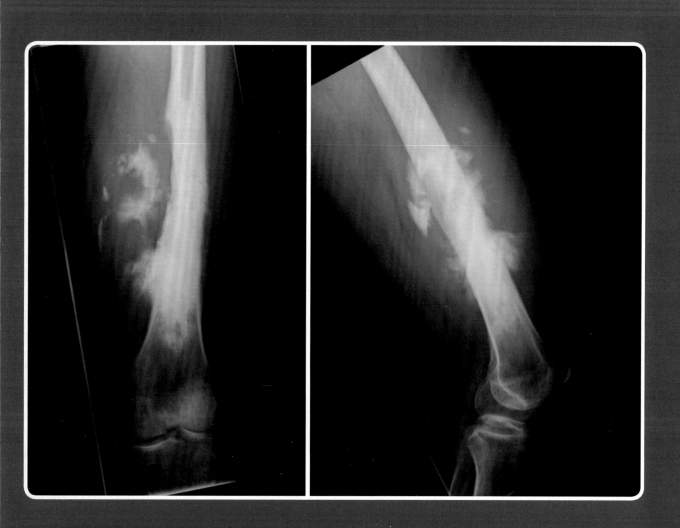

报告：股骨病变

患者 ID：匿名。
投照区域　左侧股骨。
投照体位　前后位和侧位。
投照技术合理性
- 覆盖范围满意。
- 曝光合适。
- 患者无旋转。

骨折详细描述
无骨折。

关节
无半脱位或脱位。

无关节游离体。
无关节积液或积脂血征。
无关节炎改变。

软组织
可见一个较大的软组织肿块，部分骨化，并且浸润骨质，病变以股骨中段内侧最为显著。
无外科性气肿。

背景骨
背景骨正常。

骨病变
股骨干可见骨病变。
有骨质硬化。
呈膨胀性改变。
病变过渡带宽，边界不清。
骨皮质和髓质均有骨破坏。
可见日光型的骨膜反应征象。
软组织病变内有部分骨化成分。

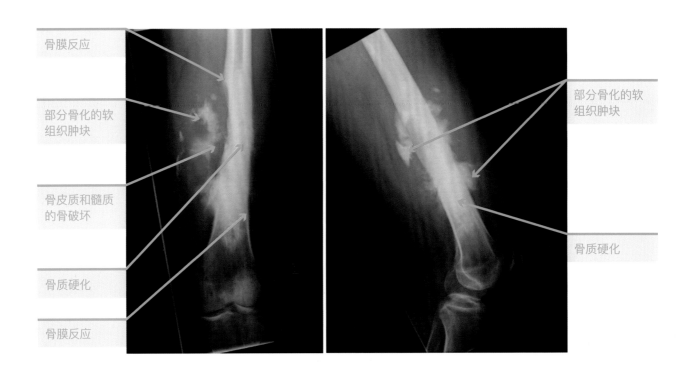

骨膜反应

部分骨化的软组织肿块

骨皮质和髓质的骨破坏

骨质硬化

骨膜反应

部分骨化的软组织肿块

骨质硬化

病例概要与鉴别

本例 X 线片显示左侧股骨破坏性骨病变，伴有骨膜反应和软组织成分。这种表现符合侵袭性骨病变。考虑到患者的年龄和病变部位，最可能的诊断是骨肉瘤。其他需要考虑的鉴别诊断包括 Ewing 肉瘤和转移瘤。

临床检查及处理

骨病变需要做局部病灶及远处转移的分期。股骨局部病灶的分期可利用 MRI 检查完成，远处转移的分期则需做胸部、腹部和盆腔的增强 CT 检查。

患者应转诊至肿瘤专科中心做活检和获取最终的诊疗方案。选择方案可包括股骨远端置换或截肢。对骨或软组织病变的性质有任何疑问时，均应转诊至肿瘤中心以征求专业意见。

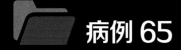
一名 68 岁的绅士从站立的高处摔倒后出现右大腿剧痛被送到急诊科。患者既往病史有 2 型糖尿病和高血压。查体发现患者大腿中段有压痛和可见明显畸形。肢体远端脉搏存在，运动和感觉功能保存。闭合性损伤。

需拍摄右侧股骨前后位和侧位 X 线片以评估骨折。

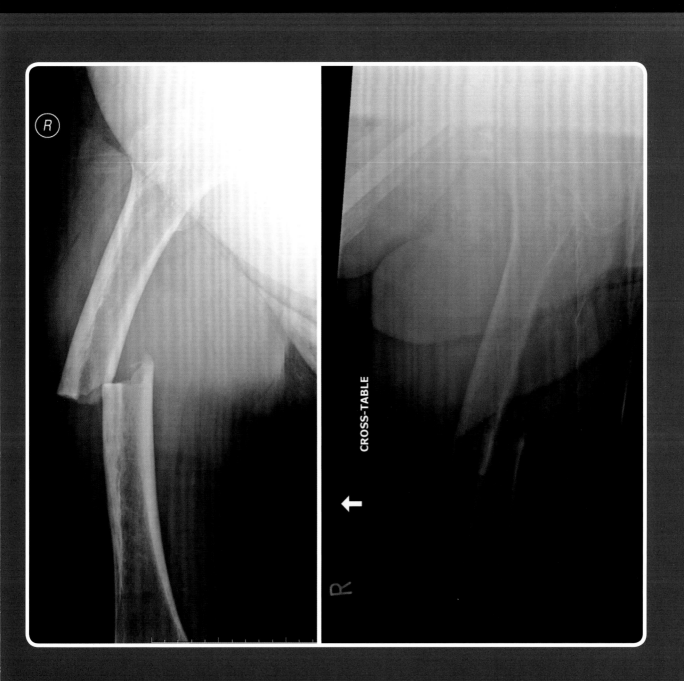

报告：股骨中段骨折

患者 ID　匿名。
投照区域　右侧股骨。
投照体位　前后位和侧位。
投照技术合理性
- 覆盖范围满意。
- 曝光合适。
- 患者无旋转。

骨折详细描述
骨折累及股骨中段 1/3。
为横行、粉碎性和关节外骨折。

可见向后方及内侧移位。
可见向内侧成角。
无旋转。
股骨有短缩。

关节
髋关节未正常显示。
然而，无半脱位或脱位。
无关节游离体。
无关节积液或积脂血征。
无关节炎改变。

软组织
股骨骨折周围软组织肿胀。
无外科性气肿。

背景骨
背景骨正常。

骨病变
无骨病变。

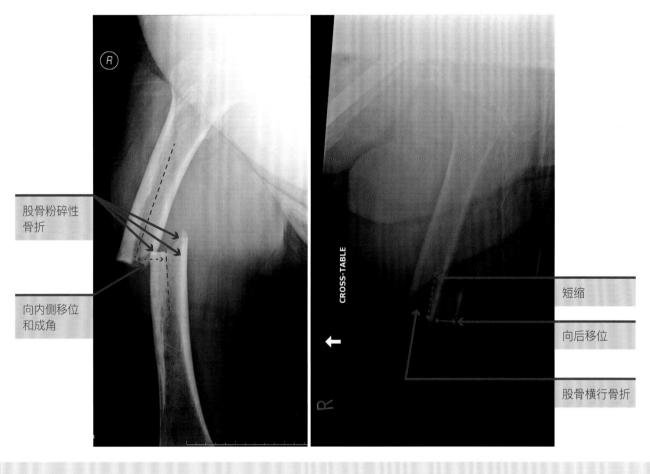

股骨粉碎性骨折

向内侧移位和成角

CROSS-TABLE

短缩

向后移位

股骨横行骨折

病例概要与鉴别

　　本例 X 线片均显示股骨中段横行骨折。

临床检查及处理

　　应给患者适当的镇痛处理。
　　应用皮肤牵引可以很好地缓解疼痛。需对整个股骨做 X 线检查以排除转移性骨病变。
　　患者应转诊至骨科，骨科医生最可能采用髓内钉固定治疗。

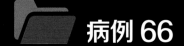
一名 66 岁女性患者在火车站跌落下 5 级台阶，后由创伤呼救中心送至当地的创伤医疗机构。患者感到在跌倒时她的膝部"跑向一边"。 初诊时遵循 ATLS 原则评估未发现明显异常，患者感觉严重的膝部疼痛，并诉说她的腿不能伸直或站立。既往史无特殊。查体可见在患者左侧膝关节线上方触压痛，伴有中度积液，各种活动都有疼痛感。因为疼痛不可能对关节韧带做出正确评估。肢体远端脉搏存在，运动和感觉功能保留，筋膜间隔柔软。闭合性损伤。

需拍摄左膝关节前后正位和侧位 X 线片以评估骨折。

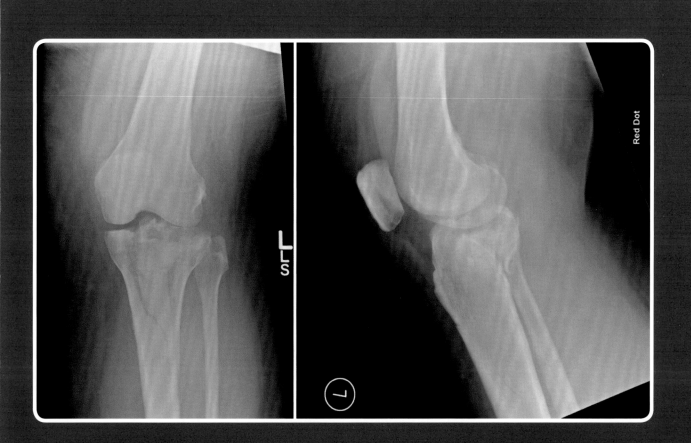

报告：Schatzker 2 型胫骨平台骨折

患者 ID　匿名。

投照区域　左膝。

投照体位　前后位和侧位。

投照技术合理性
- 覆盖范围满意。
- 曝光合适。
- 患者无旋转。

骨折详细描述

骨折累及胫骨平台，骨折裂隙从近端的内侧平台延伸至胫骨外侧骨皮质。

为粉碎性和关节内骨折。

有移位伴胫骨外侧关节面至少 5mm 的凹陷。

无成角。

无旋转。

无短缩。

关节

无半脱位或脱位。

无关节游离体。

膝关节积液伴脂液平面，提示关节积脂血征。

无关节炎改变。

软组织

膝关节周围软组织肿胀。

无外科性气肿。

背景骨

背景骨正常。

骨病变

无骨病变。

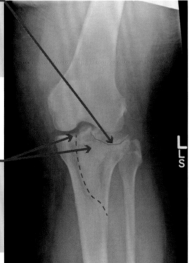
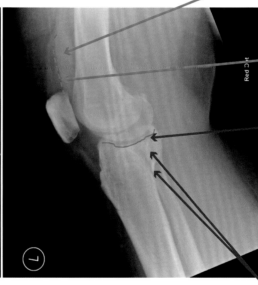

外侧平台关节明显凹陷，与股骨外侧髁形状相似

胫骨外侧平台粉碎性骨折，骨折由内侧平台延伸至外侧骨皮质

膝关节中度积液

脂液平面

外侧平台关节明显凹陷，与股骨外侧髁形状相似

胫骨平台粉碎性骨折

病例概要与鉴别

　　本例 X 线片显示左侧胫骨平台骨折伴关节积脂血征。损伤是由外翻力将股骨外侧髁撞击至胫骨外侧平台所致。因此分型为 Schatzker 2 型骨折。

临床检查及处理

　　应给予患者镇痛处理；应使用包括膝部以上的背侧夹板固定以缓解疼痛。

　　应做 CT 扫描以进一步明确骨折类型和骨折粉碎程度。

　　应转诊至骨科医生进行外科固定。

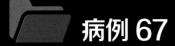
一名 56 岁男性患者被救护车送到急诊科。他在下梯子时滑倒，右脚夹在两个阶梯之间，结果腿部扭曲变形。事发突然，他感到右腿折断，并即刻感到疼痛。既往史无特殊。查体可见右腿明显畸形，胫骨远端肿胀、压痛，近端腓骨也有压痛。肢体远端脉搏存在，运动和感觉功能保留，闭合性损伤。

需拍摄右腿前后位和侧位 X 线片以评估骨折。

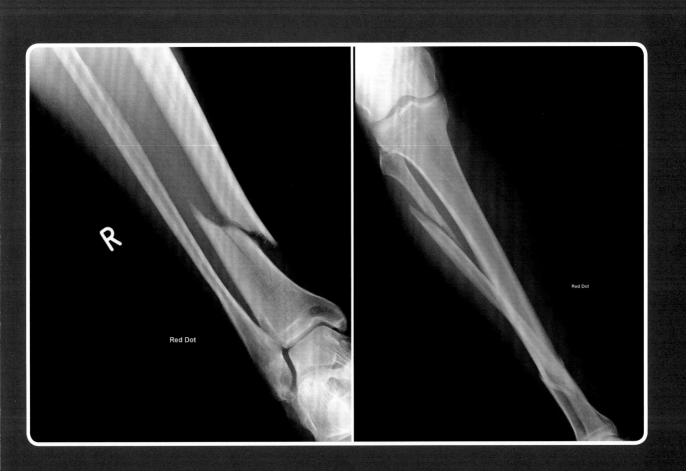

报告：胫骨、腓骨骨干骨折

患者 ID　匿名。
投照区域　右腿。
投照体位　前后位和侧位。
投照技术合理性
- 覆盖范围不满意，未包括全部胫骨和腓骨。
- 曝光合适。
- 患者无旋转。

骨折详细描述

骨折累及胫骨远段。
为斜行、粉碎性和关节外骨折，骨折远端区中还可见纵行骨折。

有后移位及 90° 外旋和短缩。
无成角。
骨折累及腓骨近段。
为螺旋形状、单纯性和关节外骨折。
有外侧移位、内侧成角、90° 外旋和短缩。

关节

无半脱位或脱位。
无关节游离体。
无积液或积脂血征。
无关节炎改变。

软组织

无软组织肿胀。
无外科性气肿。

背景骨

背景骨正常。

骨病变

无骨病变。

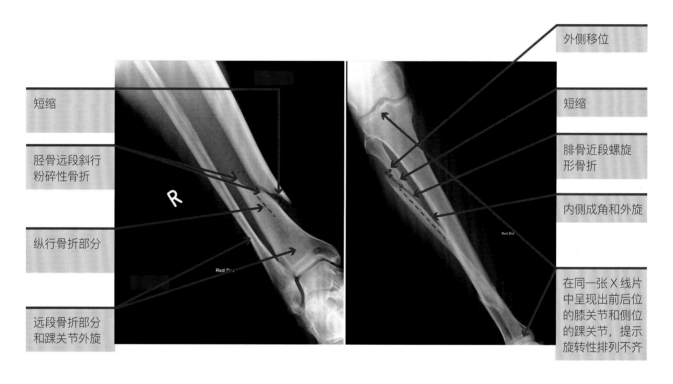

病例概要与鉴别

　　本例 X 线片显示右侧胫骨干远段骨折伴腓骨近段骨折，伴有移位和成角及 90° 外旋。

临床检查及处理

　　应给予患者镇痛处理。

　　应镇静地进行骨折复位。应使用包括膝关节以上的成形的背侧夹板固定，并做 CT 扫描以进一步显示骨折和评估是否存在骨折延伸至远端关节内。

　　患者应转诊至骨科进行外科固定，并需要监测预防发生筋膜间隔综合征。

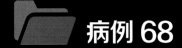

病例 68

　　一名 59 岁男子下车时被绊倒后，被送至急诊科。患者诉说右膝直接着地。既往史无特殊。查体可见右膝关节外侧关节线上方有触压痛，关节韧带不松弛。肢体远端脉搏存在，运动和感觉功能保留。闭合性损伤。

　　需拍摄右侧膝前后位和侧位 X 线片以评估骨折。

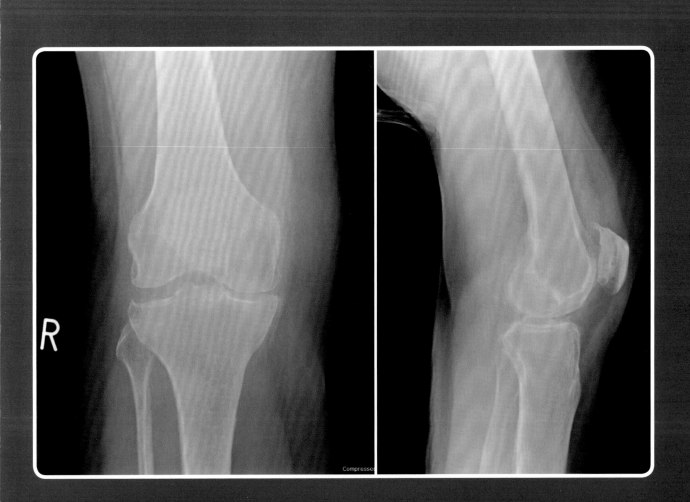

报告：Schatzker 2 型胫骨平台骨折

患者 ID　匿名。

投照区域　右膝。

投照体位　前后位和侧位。

投照技术合理性
- 覆盖范围满意。
- 曝光合适。
- 患者无旋转。

骨折详细描述

骨折累及右侧胫骨外侧平台。

为纵行、单纯性和关节内骨折。

骨折处约有 2mm 的凹陷。

无成角。

无旋转。

无短缩。

关节

无半脱位或脱位。

无关节游离体。

膝关节积液伴脂液平面，提示关节积脂血征。

膝关节有退行性改变，可见内侧关节间隙及髌股关节间隙狭窄和髌骨上缘骨赘形成。

软组织

无软组织肿胀。

无外科性气肿。

背景骨

背景骨正常。

骨病变

无骨病变。

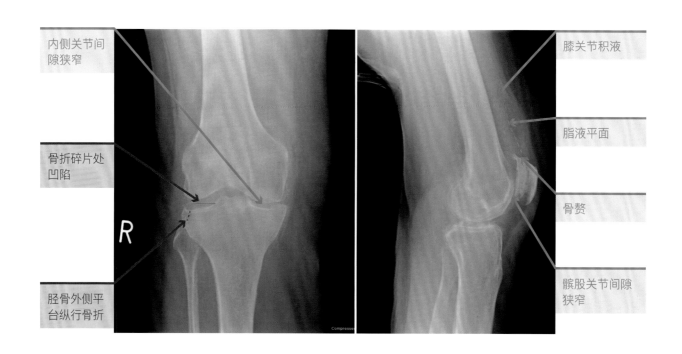

病例概要与鉴别

　　本例 X 线片显示右侧胫骨平台骨折伴关节积脂血征。累及胫骨外侧平台伴凹陷的骨折，分型为 Schatzker 2 型骨折。

临床检查及处理

　　应给予患者镇痛处理。

　　可使用板球垫夹板固定患肢以获得舒适。应做 CT 扫描以便进一步评估骨折和凹陷程度。

　　应转诊至骨科医生，他们可能会考虑手术或非手术治疗，这取决于 CT 扫描的表现及与患者沟通的结果。

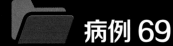

病例 69

一名 71 岁老年女性在冰上滑倒，左膝着地，后被她的儿子送到急诊科。此后她的膝关节一直非常疼痛，难以负重行走。既往史无特殊。查体可见左侧膝关节线上方触压痛伴有中度积液，各种活动都有疼痛感。肢体远端脉搏存在，感觉和运动功能保存，闭合性损伤。

需拍摄左膝前后位和侧位 X 线片以评估骨折。

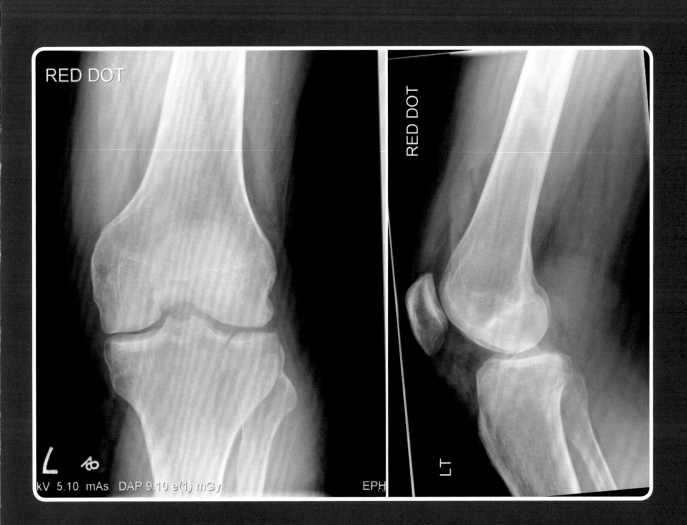

报告：Schatzker 1 型胫骨平台骨折

患者 ID　匿名。
投照区域　左膝。
投照体位　前后位和侧位。
投照技术合理性
• 覆盖范围满意。
• 曝光合适。
• 患者无旋转。

骨折详细描述
骨折累及左膝关节外侧平台。
为纵行、单纯性和关节内骨折。
骨折处可见裂隙，但无凹陷。

无成角。
无旋转。
无短缩。
胫骨外侧平台边缘撕脱骨折，符合前外侧韧带撕裂和前交叉韧带（ACL）损伤。

关节
无半脱位或脱位。
无关节游离体。
膝关节积液伴脂液平面，提示关节积脂血征。

膝关节有轻度退行性改变，可见关节间隙轻度狭窄，尤其内侧关节间隙及髌股关节间隙。

软组织
无软组织肿胀。
无外科性气肿。

背景骨
背景骨正常。

骨病变
无骨病变。

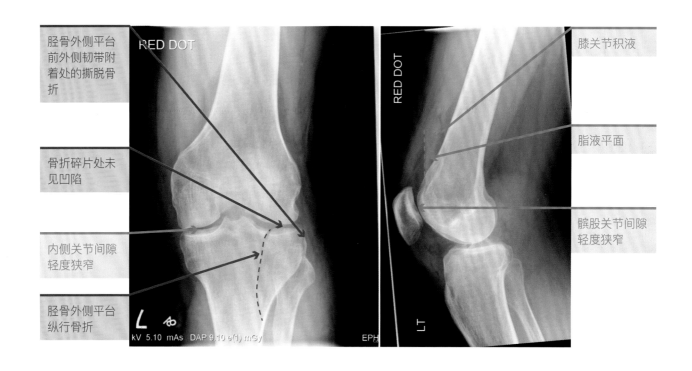

病例概要与鉴别
　　本例 X 线片显示右侧胫骨平台骨折伴关节积脂血征。累及胫骨外侧平台，骨折碎片处无凹陷，分型为 Schatzker 1 型骨折。胫骨外侧平台撕脱骨折，提示同时伴有前交叉韧带损伤。

临床检查及处理
　　应给予患者镇痛处理。
　　可使用板球垫夹板固定患肢以获得舒适。应做 CT 扫描以便进一步显示和评估骨折。应转诊至骨科，骨科医生可能会考虑使用经皮加压螺钉进行外科固定。

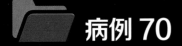
一名 77 岁老年女士因右腿远端隐袭开始的疼痛而被她的家庭医生转诊至医院。目前她不能负重。既往史无特殊。查体可见踝关节和膝关节正常。胫骨远端 1/3 处有压痛。

需拍摄右腿的前后位和侧位 X 线片以评估骨折。

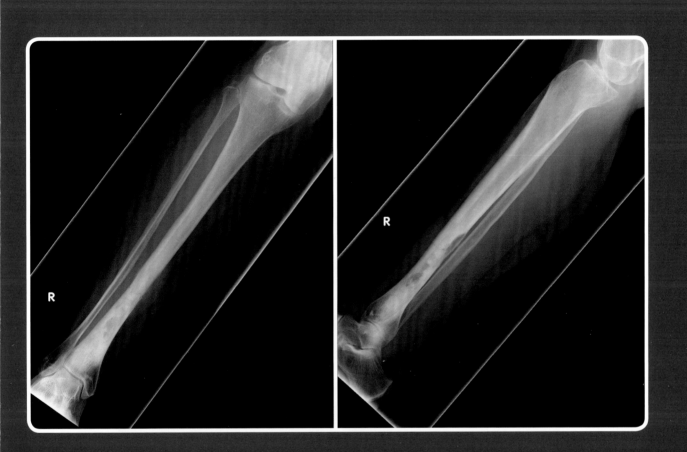

报告：伴相关骨病变的胫骨病理性骨折

患者 ID　匿名。
投照区域　右腿。
投照体位　前后位和侧位。
投照技术合理性
- 覆盖范围满意。
- 曝光合适。
- 患者无旋转。

骨折详细描述
病理性骨折累及胫骨远端 1/3 处。
为横行、单纯性和关节外骨折。
无移位。
无成角。

无旋转。
无短缩。

关节
无半脱位或脱位。
无关节游离体。
无关节积液及积脂血征。
踝关节有轻度退行性改变，关节间隙消失。

软组织
可见与骨病变相关软组织肿胀 / 肿块。
无外科性气肿。

背景骨
背景骨正常。

骨病变
胫骨远端骨髓质可见骨病变。
表现为硬化性和呈透亮的低密度性的混合病变。
轻微膨胀性改变，X 线侧位片显示较佳。
病变过渡带宽。
后部的骨皮质变薄提示骨质破坏。
无骨膜反应。
可见软组织肿块 / 成分。

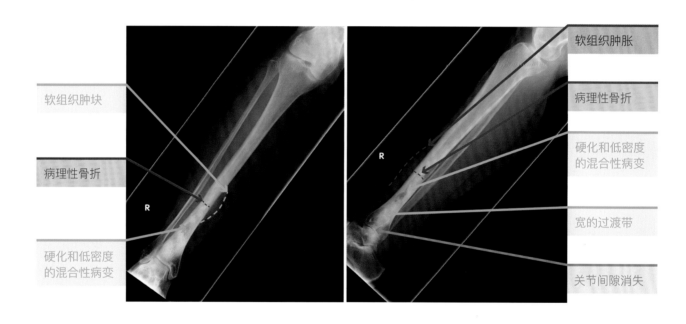

软组织肿块
病理性骨折
硬化和低密度的混合性病变

软组织肿胀
病理性骨折
硬化和低密度的混合性病变
宽的过渡带
关节间隙消失

病例概要与鉴别

　　本例 X 线片显示胫骨远端侵袭性表现的骨病变，伴有相关的无移位的病理性骨折。骨病变的鉴别诊断包括原发性肿瘤（如骨肉瘤）或转移瘤。

临床检查及处理

　　应给予患者镇痛处理。
　　骨病变局部分期应做 MRI 检查，远处转移的分期则需做骨扫描和胸部、腹部和盆腔的增强 CT 检查。
　　需要与骨肿瘤专家讨论。

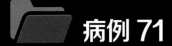

病例 71

一名 32 岁男子由创伤呼救中心送至地区创伤医疗中心。患者骑摩托车撞上一辆厢式货车，摩托车时速 64km/h。患者摔倒并且右腿被压在摩托车下面。既往史无特殊。已对患者行 CT 扫描和初步全面检查评估，没有发现严重的危及生命的损伤。在后续的查体中，可见腿部明显变形和肿胀。肢体远端脉搏存在，但受伤肢体的所有活动都极为痛苦，整个脚部感觉异常。

需拍摄右腿的前后位和侧位 X 线片以评估骨折。

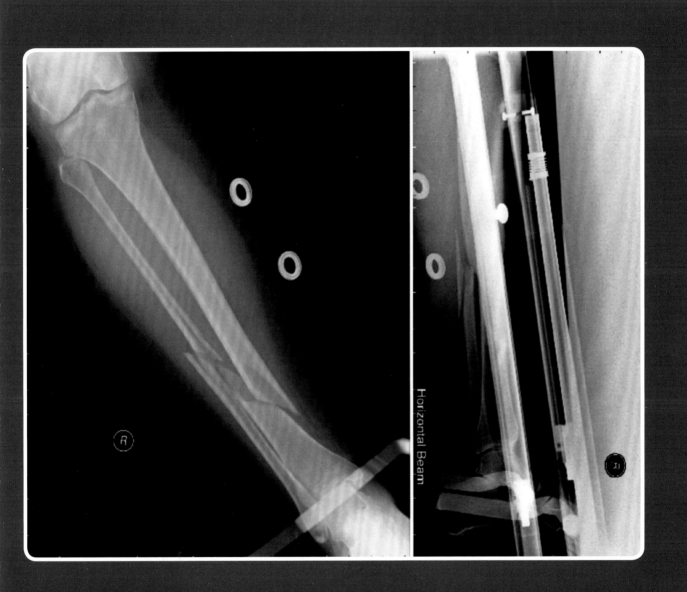

报告：胫骨和腓骨螺旋骨折

患者 ID　匿名。
投照区域　右腿。
投照体位　前后位和侧位。
投照技术合理性
- 覆盖范围不满意：侧位上示大部分胫腓骨被金属夹板遮挡，胫腓骨近端也未显示。
- 曝光合适。
- 患者无旋转。

骨折详细描述
骨折累及胫骨干。
为螺旋形状、单纯性和关节外骨折。

骨折有侧方移位伴少许短缩。
无成角。
无旋转。
骨折累及腓骨干。
为螺旋形状、粉碎性和关节外骨折。
骨折有向后及侧方移位。
无成角。
无旋转。
略有短缩。

关节
无半脱位或脱位。
无关节游离体。

无关节积液及积脂血征。
无关节炎改变。

软组织
软组织肿胀。
无外科性气肿。

背景骨
背景骨正常。

骨病变
无骨病变。

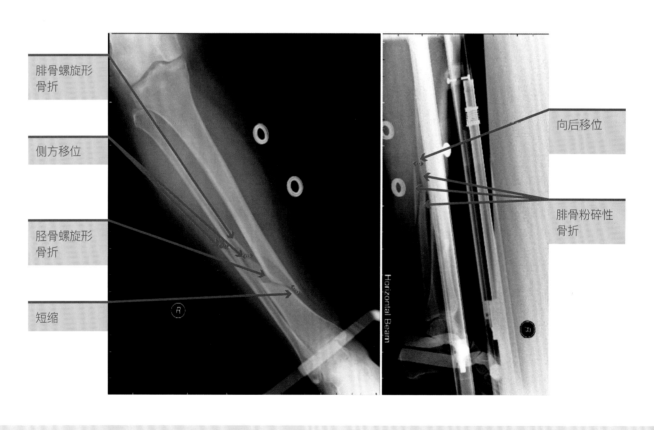

腓骨螺旋形骨折

侧方移位

胫骨螺旋形骨折

短缩

向后移位

腓骨粉碎性骨折

病例概要与鉴别

　　本例 X 线片显示移位性右侧胫骨和腓骨骨干螺旋形骨折。疼痛、肿胀和感觉异常的程度均与筋膜间隔综合征诊断相符合。

临床检查及处理

　　应给予患者镇痛处理。患者应紧急转诊至骨科。假设筋膜间隔综合征的诊断成立，患者将需要做筋膜切开和外固定术。

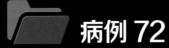

病例 72

一名 57 岁女教师在冰上滑倒且左膝着地后，被送至急诊科。既往史无特殊。查体可见左膝关节肿胀显著，髌骨触痛和关节积液。患者不能做直腿抬高动作。肢体远端脉搏存在，感觉和运动功能保留，闭合性损伤。

需拍摄左侧膝关节前后位和侧位 X 线片以评估骨折。

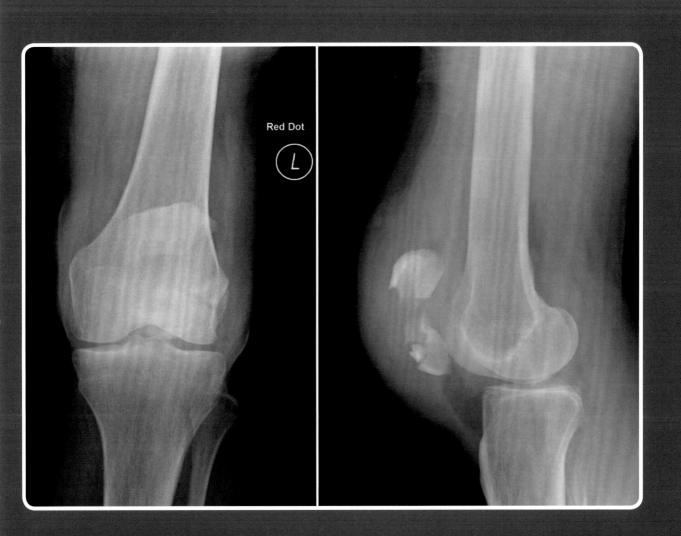

报告：髌骨粉碎性骨折

患者 ID　匿名。

投照区域　左侧膝关节。

投照体位　前后位和侧位。

投照技术合理性

- 覆盖范围满意。
- 曝光合适。
- 患者无旋转。

骨折详细描述

骨折累及髌骨。

为粉碎性和关节内骨折。

可见移位。

无成角。

无旋转。

无短缩。

关节

无半脱位或脱位。

无关节游离体。

可见大量积脂血征。

无关节炎改变。

软组织

膝关节前部可见明显的软组织肿胀。

无外科性气肿。

背景骨

背景骨正常。

骨病变

无骨病变。

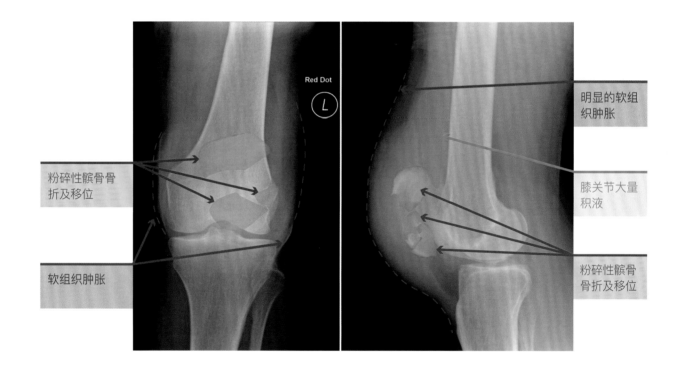

粉碎性髌骨骨折及移位

软组织肿胀

明显的软组织肿胀

膝关节大量积液

粉碎性髌骨骨折及移位

病例概要与鉴别

　　本例 X 线片显示髌骨粉碎性骨折及移位。这种类型骨折也称为星状（星形）骨折。

临床检查及处理

　　应给予患者适当的镇痛处理。腿部应使用延长的板球垫夹板固定。

　　患者应转诊至骨科手术治疗。这将包括切开复位内固定术，也可能使用张力性钢丝或空心螺钉。

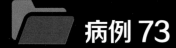
一名 24 岁女子在打橄榄球时被拦截。她描述右膝有持续性过度伸展性损伤。患者疼痛难忍，患腿无法活动，后由救护车送至急诊科。既往史无特殊。查体可见膝关节严重肿胀和变形。胫后动脉和足背动脉搏动不能触及。患者诉说有腓总神经分布区域的感觉异常改变，脚不能背屈。闭合性损伤。

需拍摄右侧膝关节前后位和侧位 X 线片以评估骨折或脱位。

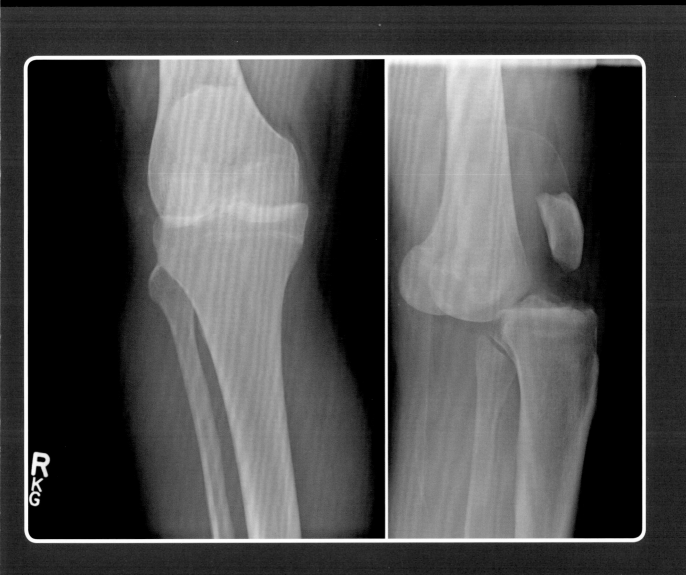

报告：膝关节前脱位伴胫骨撕脱骨折

患者 ID　匿名。
投照区域　右侧膝关节。
投照体位　前后位和侧位。
投照技术合理性
- 覆盖范围满意。
- 曝光合适。
- 患者无旋转。

骨折详细描述
胫骨髁间隆起撕脱骨折。
为横行的、单纯性和关节内骨折。

无移位。
无成角。
无旋转。
无短缩。

关节
相比股骨远端位置，膝关节的胫骨实为向前脱位。
无关节游离体。
可见膝关节积液伴脂液平面，符合关节积脂血征。

无关节炎改变。

软组织
无软组织肿胀。
无外科性气肿。

背景骨
背景骨正常。

骨病变
无骨病变。

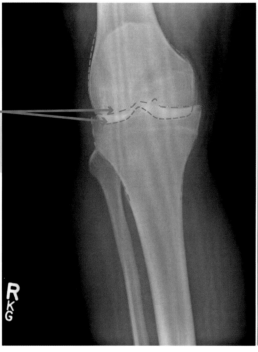
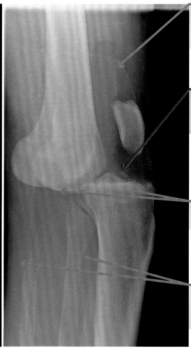

股骨髁与胫骨平台的位置及间隙不相称

膝关节积液伴脂液平面

胫骨髁间隆起小撕脱骨折

膝关节前脱位

胫骨和腓骨的预期所在位置

病例概要与鉴别
　　本例 X 线片显示膝关节前脱位。在前交叉韧带起始处旁的胫骨髁间隆起可见撕脱骨折，并伴有关节积脂血征。

临床检查及处理
　　应给予患者适当的镇痛处理。
　　这是一种险恶的肢体损伤。在复位前，需要仔细记录和了解受伤肢体的脉搏和神经功能。应在骨科医生的协助下立即复位。复位后需要立即复查远端脉搏、运动和感觉功能，并有明确的记录。
　　进一步的治疗取决于复位后的检查结果，可能需要包括 CT 血管造影和转诊至血管外科。需要做磁共振成像检查，以充分了解骨质和韧带损伤的程度。这些罕见的、复杂的损伤，可能需要多次手术和数月的康复期。

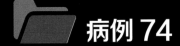
一名 40 岁男子因出现左膝肿痛就诊于他的家庭医生，医生建议他做膝关节 X 线检查。已知他患有遗传性多发外生骨疣，以前曾因其他病变做过手术，无其他既往病史。查体可见多处肿胀，肢体呈中立位。需拍摄双侧膝关节站立的前后位片以评估畸形及对位情况。

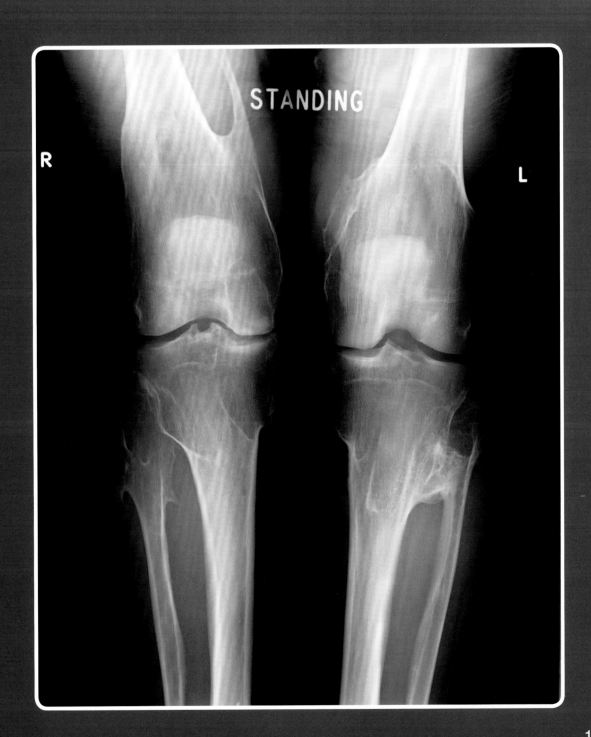

报告：骨软骨瘤

患者 ID　匿名。
投照区域　双侧膝关节。
投照体位　前后位。
投照技术合理性
- 覆盖范围满意。
- 曝光准确。
- 患者无旋转。

骨折详细描述
无骨折。

关节
无半脱位或脱位。

无关节游离体。
无关节积液或积脂血征。
右膝内侧关节间隙变窄，软骨下骨质硬化和骨赘形成，符合退行性改变。

软组织
无软组织肿胀。
无外科性气肿。

背景骨
背景骨显示双侧远端股骨和近端胫骨干骺端内多发透明区。这些透明区边界清楚，伴有狭窄的过渡带。

骨病变
股骨远端及胫腓骨近端可见多处骨病变。
这些病变呈膨胀性和外生型，有些有蒂，而另一些是无蒂的。
过渡带狭窄和边界清楚。
无骨质破坏。
无骨膜反应。
未见软组织肿块／成分。

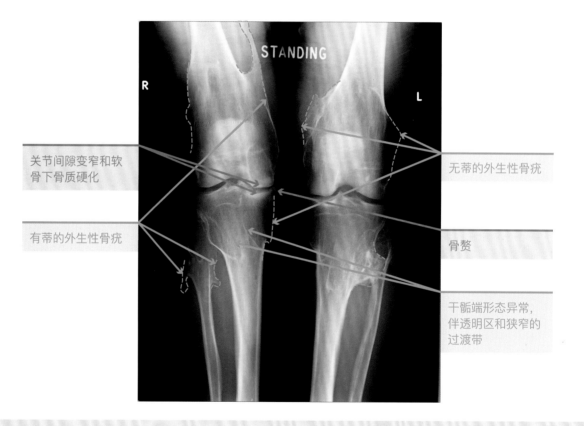

关节间隙变窄和软骨下骨质硬化

有蒂的外生性骨疣

无蒂的外生性骨疣

骨赘

干骺端形态异常，伴透明区和狭窄的过渡带

病例概要与鉴别

　　本例 X 线片显示多处边界清楚的骨病变，没有骨质破坏或骨膜反应，符合非侵袭性病变，其符合多发性外生骨疣／骨软骨瘤表现。临床上出现疼痛症状时，应怀疑恶变。

　　右膝关节也有退行性改变。

临床检查及处理

　　该患者需根据紧急的 2 周规则转诊至骨科以便做进一步的 MRI 检查。

　　是否需要进一步转诊至三级骨肿瘤专科，这可能取决于扫描结果。

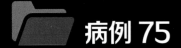
一名 22 岁男性学生去见他的家庭医生。4 个月前，他在踢足球跳跃争顶一个头球，随后双脚重重地着地。4 个月来，他在轻度运动时感觉左膝关节内侧持续疼痛，伴有关节不稳定和绞锁。既往史无特殊。查体未发现关节积液或韧带松弛。活动范围不受限。在关节内侧局部有中度触压痛。

需拍摄左侧膝关节前后位和侧位 X 线片以评估骨折。

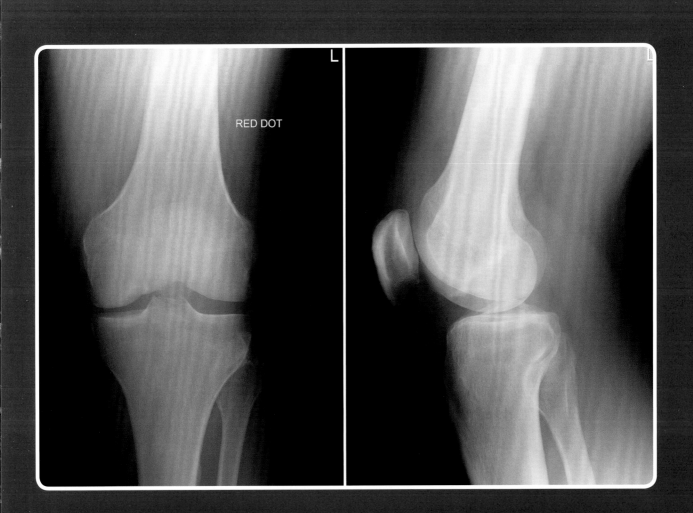

报告：骨软骨缺损伴关节游离体

患者 ID　匿名。
投照区域　左侧膝关节。
投照体位　前后位和侧位。
投照技术合理性
- 覆盖范围满意。
- 曝光合适。
- 患者无旋转。

骨折详细描述
股骨内侧髁可见缺损，位于关节内，为单纯性骨折。

骨折片移位并旋转，移位至膝关节外侧。

关节
无半脱位或脱位。
膝关节外侧可见一个游离体。
无关节积液或关节积脂血征。
无关节炎改变。

软组织
无软组织肿胀。

无外科性气肿。

背景骨
背景骨正常。

骨病变
无骨病变。

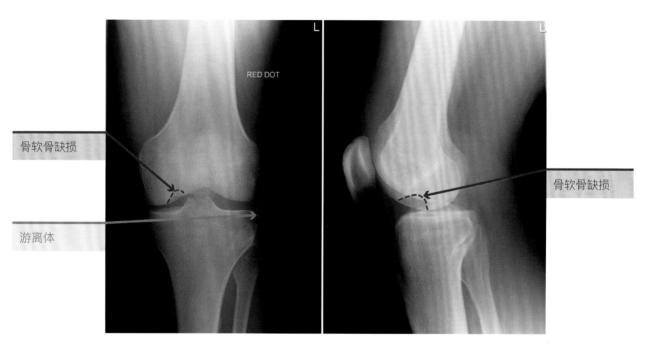

骨软骨缺损

游离体

RED DOT

骨软骨缺损

病例概要与鉴别

　　本例 X 线片显示左侧股骨内侧髁骨软骨缺损，伴有一个相关的游离体。

临床检查及处理

　　应给予患者适当的镇痛处理。

　　需做 MRI 以评估骨软骨缺损的大小和位置。

　　患者应转诊至骨科，医生可能会考虑应用膝关节镜进行清创和微骨折技术以刺激软骨生长形成修复。

（病例 51～75　邹明珠，译）

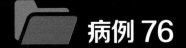
一名 16 岁男青年在打橄榄球时扭伤膝盖。患者主诉感到膝关节失去控制，随后摔倒在地，此后膝部立刻出现肿胀，后被送至骨科创伤门诊。既往史无特殊。查体可见前抽屉试验和 Lachman 试验显示膝盖松弛，还有膝关节中等积液。远端脉搏存在，运动和感觉功能保留。

需拍摄左膝前后位和侧位 X 线片以评估骨折。

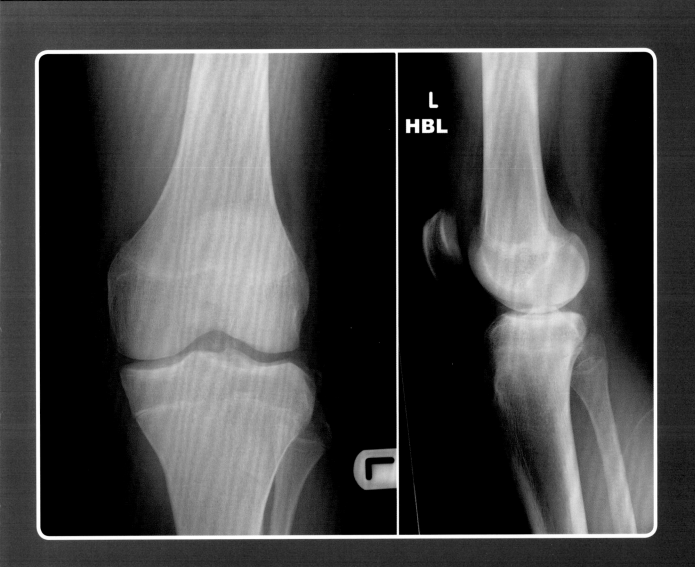

报告：胫骨平台 Segond 骨折

患者 ID　匿名。
投照区域　左膝。
投照体位　前后位和侧位。
投照技术合理性
- 覆盖范围满意。
- 曝光合适。
- 患者无旋转。

骨折详细描述
骨折累及胫骨近端外侧面。
为纵行的、单纯性和关节内骨折。

伴轻微移位。
无成角。
无旋转。
无短缩。

关节
无半脱位或脱位。
无关节游离体。
膝关节（髌上囊）积液。
无关节炎改变。

软组织
无软组织肿胀。
无外科性气肿。

背景骨
背景骨正常。

骨病变
无骨病变。

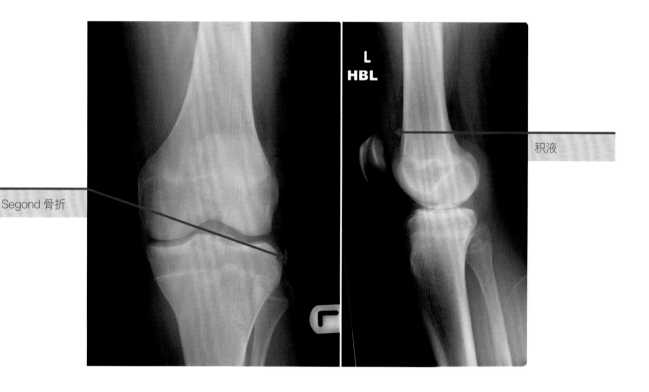

Segond 骨折

积液

病例概要与鉴别

　　本例 X 线片显示胫骨平台外侧轻微移位性骨折，该表现符合胫骨平台 Segond 骨折，其病理特征为前交叉韧带撕裂。

临床检查及处理

　　应首先鼓励患者按照休息制动、冰敷、加压包扎和抬高患肢（RICE）法则处理，随后安排一定范围的运动训练。

　　应做 MRI 扫描以评估膝关节韧带。

　　应转诊至骨科医生，他们可能考虑进行前交叉韧带重建。

第七部分　足部及踝部

FOOT AND ANKLE

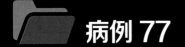
一名 75 岁的前码头工人就诊于全科医生，主诉已有数周的左踝疼痛。患者认为他可能曾经摔倒并扭伤脚踝，但不能确定。患者勉强可以负重，最近他已被诊断为肺癌。查体可见患者行走时左侧呈防痛步态，左外踝压痛。足部神经血管完整。闭合性损伤。

需拍摄左踝前后位和侧位 X 线片以评估骨折。

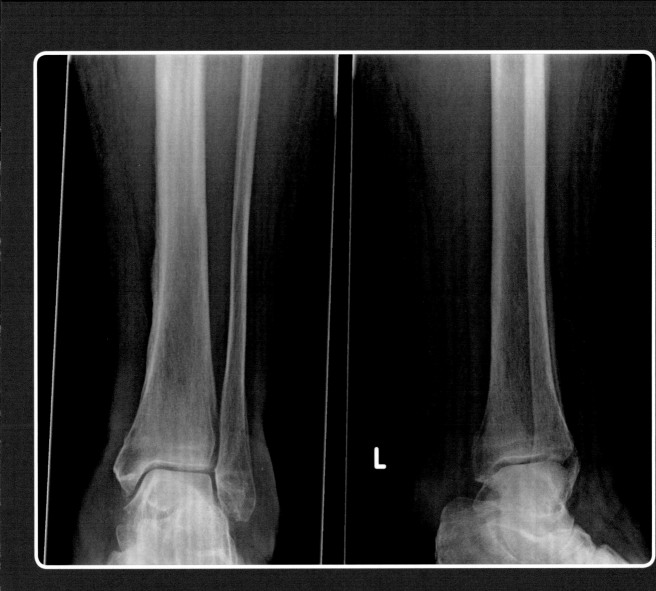

报告：肥厚性骨关节病

患者 ID　匿名。
投照区域　左踝。
投照体位　前后位和侧位。
投照技术合理性
- 覆盖范围满意。
- 曝光合适。
- 侧位上有旋转。

骨折详细描述
无骨折。

关节
无半脱位或脱位。
无关节游离体。
无关节积液或积脂血征。
无踝关节炎改变。

软组织
无软组织肿胀。
无外科性气肿。

背景骨
除骨膜外，背景骨正常。

骨病变
骨膜增厚分别累及左侧胫骨和腓骨的远端侧面及前面（骨干和干骺端）。
无相关的骨病变。
无骨质破坏。
无软组织肿块 / 成分。

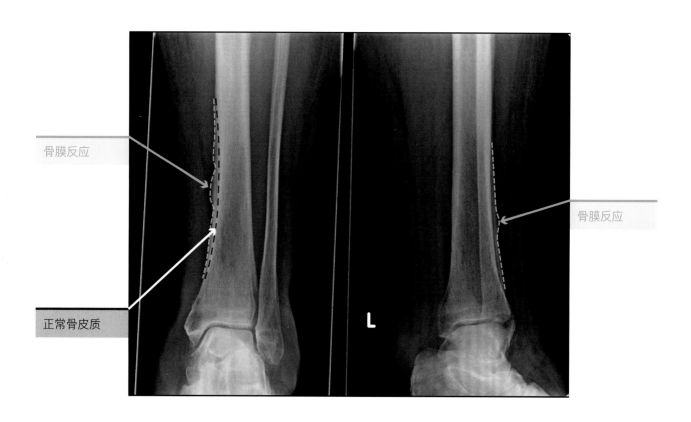

骨膜反应

骨膜反应

正常骨皮质

病例概要与鉴别

　　本例 X 线片显示胫骨和腓骨出现远端明显的骨膜反应。这些表现很可能说明患者有肥大性骨关节病，它不仅可能和肺癌有关，而且可以解释患者的症状。肥厚性骨关节病的鉴别诊断包括其他的肺和胸膜疾病，如肺脓肿、支气管扩张、间皮瘤，以及胃肠道疾病（如炎症性肠病）。无骨折或其他骨病变。

临床检查及处理

　　应给予患者镇痛处理。
　　除镇痛外，对于肥厚性骨关节病并无特殊的治疗方案。

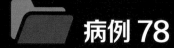
一名 72 岁男性患者在长满草的河岸遛狗时摔倒后被送至急诊科。患者主诉右踝疼痛且不能负重。既往有心力衰竭病史。查体可见胫、腓骨远端压痛。胫骨远端变形、可触及移动。远端脉搏存在，运动和感觉功能保留。闭合性损伤。

需拍摄右踝前后位和侧位 X 线片以评估骨折。

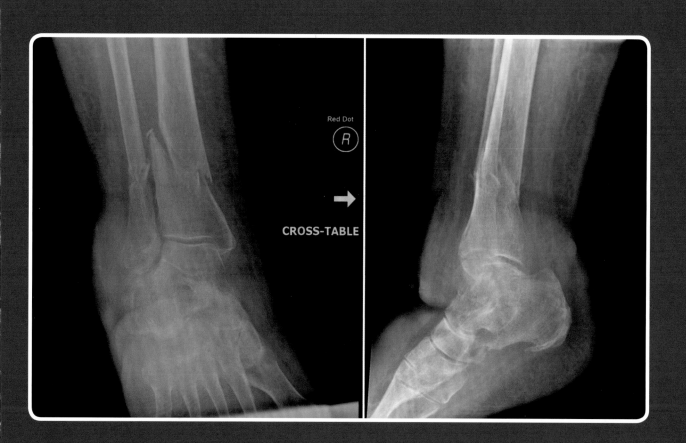

报告：胫骨和腓骨远端骨折

患者 ID　匿名。
投照区域　右踝。
投照体位　前后位和侧位。
投照技术合理性
- 覆盖范围满意。
- 曝光合适。
- 患者无旋转。

骨折详细描述
骨折累及胫骨远端。
为斜行、粉碎性和关节外骨折。
伴有向外侧移位、轻微向后成角及轻微短缩。

无旋转。
骨折累及腓骨远端。
为横行、粉碎性和关节外骨折。
无移位。
轻微向外侧成角。
无旋转。
无短缩。

关节
无半脱位或脱位。
无关节游离体。
无关节积液或积脂血征。
踝关节炎改变。

软组织
有广泛软组织肿胀，可能与心力衰竭有关。
无外科性气肿。

背景骨
背景骨表现为骨量减少。

骨病变
无骨病变。

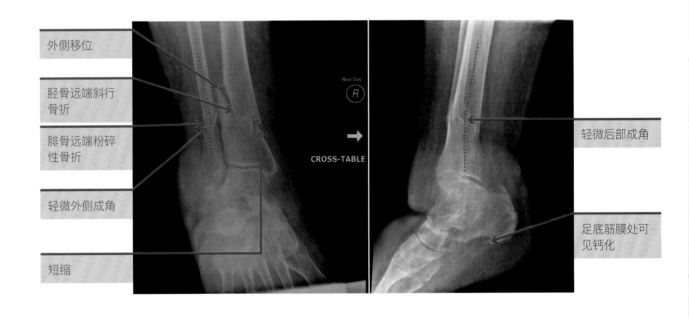

病例概要与鉴别
　　本例 X 线片显示右侧胫、腓骨远端轻微移位性骨折。

临床检查及处理
　　应给予患者镇痛处理。
　　应紧急使用背侧夹板固定。应做 CT 扫描以评估有无骨折延伸至关节内并进一步明确骨折类型。
　　应转诊至骨科进行手术内固定。

一名 39 岁女性患者因左踝内翻受伤后被送至急诊科。既往史无特殊。查体可见患者外踝有中度肿胀和压痛，内踝无压痛，脚踝所有方向运动均受限，且不能负重。远端脉搏存在，运动和感觉功能保留。闭合性损伤。

需要拍摄左踝前后位（踝穴位）和侧位 X 线片以评估骨折。

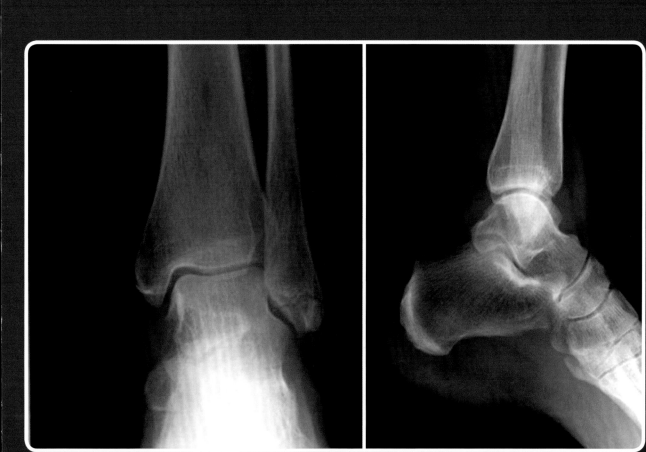

报告：Weber A 型踝关节骨折

患者 ID 匿名。
投照区域 左踝。
投照体位 前后位（踝穴位）和侧位。
投照技术合理性
- 覆盖范围满意。
- 曝光合适。
- 患者无旋转。

骨折详细描述
踝关节骨折累及腓骨远端 1/3。为横行的、单纯性和关节内骨折。无移位。

无成角。
无旋转。
无短缩。

关节
胫腓关节间隙或内侧踝关节间隙均无增宽（＜ 5mm）。
无半脱位或脱位。
无关节游离体。
无关节积液或积脂血征。
无关节炎改变。
踝穴完整，即距骨关节面正常，距骨无移位，胫腓韧带联合无增宽。

软组织
踝关节前、外侧软组织肿胀。
无外科性气肿。

背景骨
背景骨正常。

骨病变
无骨病变。

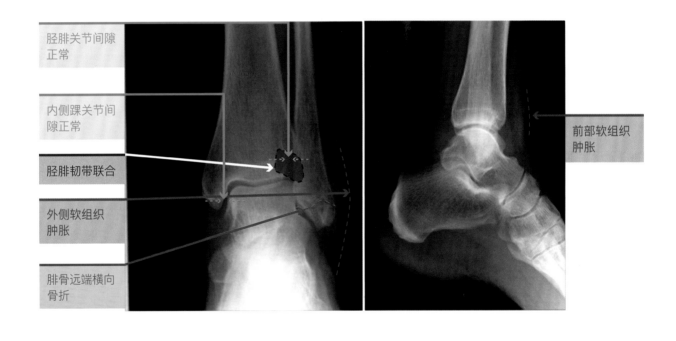

胫腓关节间隙正常

内侧踝关节间隙正常

胫腓韧带联合

外侧软组织肿胀

腓骨远端横向骨折

前部软组织肿胀

病例概要与鉴别

　　本例 X 线显示一个孤立的、无移位的腓骨远端骨折。骨折低于胫腓韧带联合水平，因此称为 Weber A 型骨折。

临床检查及处理

　　应给予患者适当的镇痛处理。
　　患者应使用穿戴固定行走靴或包括膝部下方背侧夹板固定。
　　患者应使用拐杖，在疼痛耐受的情况下允许负重。应建议给予患者 RICE 方案处理。
　　应转诊至当地骨折门诊进行常规随访。

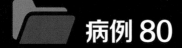
一名 43 岁女老师在校园内踩到潮湿树叶滑倒后就诊于轻伤科，患者主诉右踝扭伤。既往史无特殊。查体可见患者内踝、外踝均明显肿胀和挫伤，且不能负重。远端脉搏存在，运动和感觉功能保留。闭合性损伤。

需拍摄右踝前后位（踝穴位）和侧位 X 线片以评估骨折。

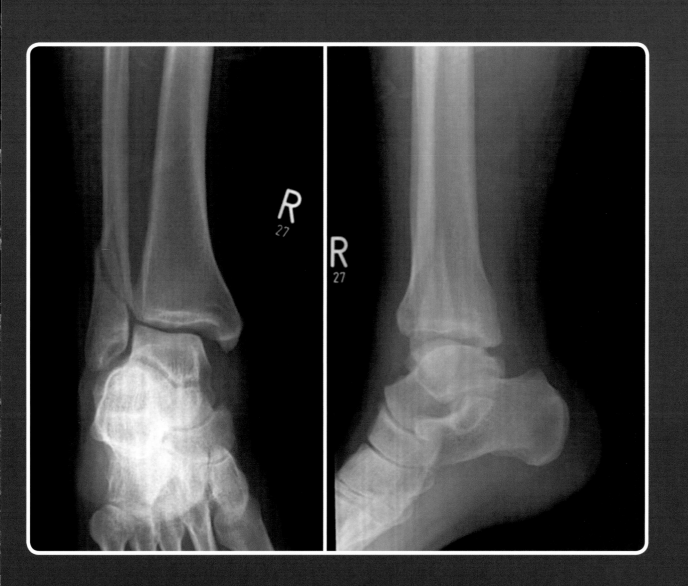

报告：Weber B 型踝关节骨折

患者 ID　匿名。
投照区域　右踝。
投照体位　前后位（踝穴位）和
侧位。
投照技术合理性
- 覆盖范围满意。
- 曝光合适。
- 患者无旋转。

骨折详细描述
踝关节骨折累及腓骨远端 1/3 处。
为螺旋形状、单纯性和关节内骨折。

远端骨折碎片向外侧及后侧移位。
无成角。
外侧旋转。
有短缩。

关节
距骨有 5mm 的外侧移位，造成
内踝关节间隙增宽。胫腓关节间
隙难以评估。
相对于胫骨，距骨向外侧半脱位。
无关节游离体。
无关节积液或积脂血征。

无关节炎改变。

软组织
内侧、外侧和前部软组织肿胀。
无外科气肿。

背景骨
背景骨正常。

骨病变
无骨病变。

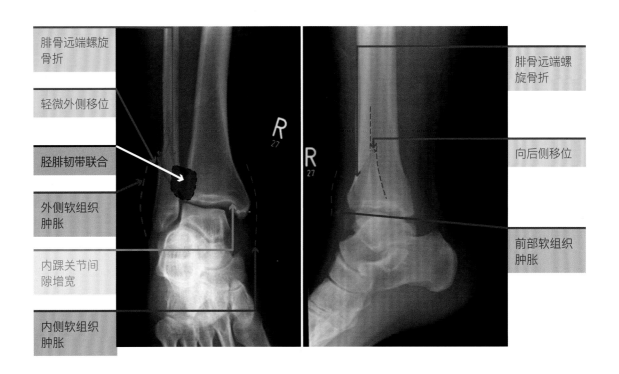

腓骨远端螺旋骨折

轻微外侧移位

胫腓韧带联合

外侧软组织肿胀

内踝关节间隙增宽

内侧软组织肿胀

腓骨远端螺旋骨折

向后侧移位

前部软组织肿胀

病例概要与鉴别

　　本例 X 线片显示腓骨远端螺旋骨折伴向后、外侧移位。该骨折位于胫腓韧带联合水平，符合 Weber B 型踝关节骨折。

临床检查及处理

　　应给予患者镇痛适当的处理。
　　应在急诊科内镇静地给患者进行复位。
　　应使用成形的背侧夹板固定，再复查 X 线片以评估复位。
　　由于距骨移位，此类型骨折属于不稳定型。最佳的治疗方案是外科手术，除非有医学禁忌证。
　　患者应转诊至骨科团队做进一步治疗，可能需要使用腓骨拉力螺钉、中和钢板及术中评估胫腓韧带联合等措施进行切开复位与内固定术。
　　外科医生会选择术后负重，但是如果骨骼质量和固定良好，可穿戴固定行走靴尽早负重。

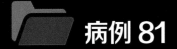
一名 28 岁女性患者在一次聚会饮酒后从 3 级台阶上滑倒，后被送至急诊科。摔倒后，患者主诉左踝疼痛且无法站立。既往史无特殊。查体可见患者内踝和外踝明显疼痛、肿胀和挫伤伴明显的临床畸形和内侧皮肤隆起。有提示骨折伴脱位的可能。足部肤色暗淡，脉搏仅在多普勒上识别。远端感觉功能存在，但无法评估继发于疼痛的运动功能。闭合性损伤。

需拍摄左踝前后位（踝穴位）和侧位 X 线片以评估骨折。

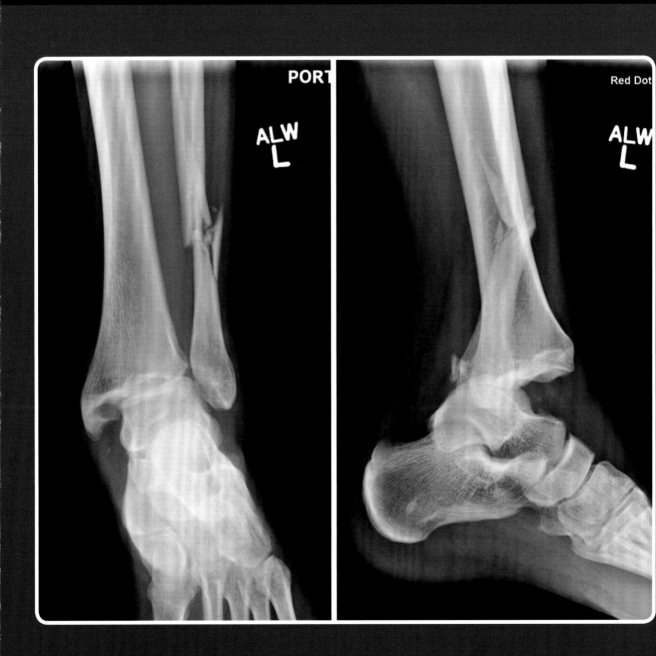

报告：Weber C 型踝关节骨折伴后踝骨折

患者 ID　匿名。
投照区域　左踝。
投照体位　前后位（踝穴位）和侧位。
投照技术合理性
- 覆盖范围满意。
- 曝光合适。
- 患者无旋转。

骨折详细描述
左侧腓骨远端 1/3 处骨折。
为斜行、粉碎性及关节内骨折。
外侧移位。

向后侧成角。
有旋转。
伴腓骨短缩 3mm。
后踝有移位性骨折的可能，但较难评估。

关节
胫距（踝）关节向后脱位。
内踝关节间隙（因距骨移位）和胫腓关节间隙增宽，提示有胫腓韧带联合断裂可能。
无关节游离体。
无关节积液或积脂血征。

无关节炎改变。

软组织
内侧皮肤隆起。
无外科气肿。

背景骨
背景骨正常。

骨病变
无骨病变。

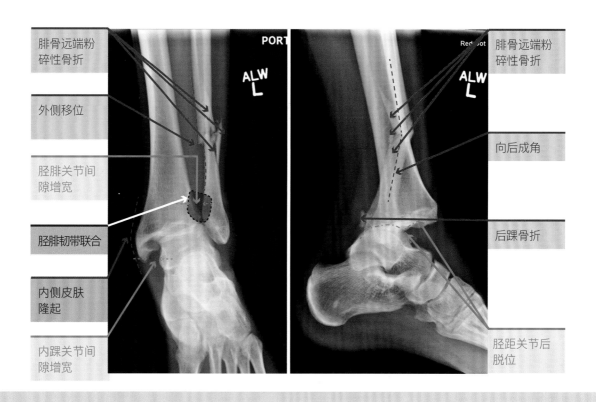

左侧标注（自上而下）：腓骨远端粉碎性骨折、外侧移位、胫腓关节间隙增宽、胫腓韧带联合、内侧皮肤隆起、内踝关节间隙增宽

右侧标注（自上而下）：腓骨远端粉碎性骨折、向后成角、后踝骨折、胫距关节后脱位

病例概要与鉴别
　　本例 X 线片显示踝关节移位性及粉碎性骨折累及腓骨远端，伴向后成角及腓骨短缩，且伴胫距（踝）关节脱位。该骨折位于胫腓韧带联合水平以上，符合 Weber C 型踝关节骨折，伴相关的后踝骨折。

临床检查及处理
　　应给予患者镇痛适当的处理。
　　这是一种危及下肢的损伤，应在急诊科内在骨科医生协助下镇静地给患者进行急诊复位更为恰当。
　　应使用成形的夹板固定。复位后，应重新评估并记录远端脉搏、感觉和运动功能。
　　应抬高下肢并做 CT 扫描以检查复位和充分了解该复杂创伤情况以制订手术计划，并联系骨科团队随时手术。
　　手术方案可能包含使用钢板和螺钉加之胫腓韧带联合固定以进行切开复位与内固定术。

病例 82

一名 68 岁女性患者在超市滑倒后被送至急诊科。患者自诉左踝扭伤。既往有高血压病史。查体可见患者内踝和外踝肿胀和压痛。患者虽无明显疼痛，但足部无法移动，也不能负重。皮肤看上去较差但远端脉搏存在，运动和感觉功能保留。闭合性损伤。

需拍摄左踝前后位（踝穴位）和侧位 X 线片以评估骨折。

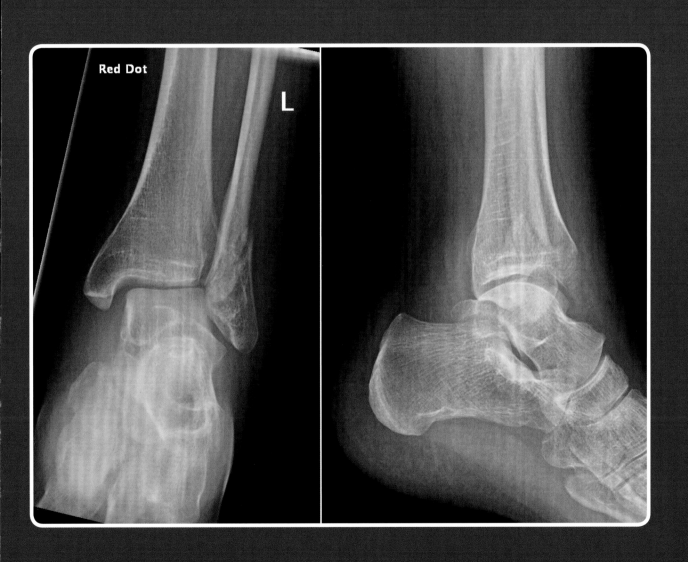

报告：Weber B 型踝关节骨折

患者 ID 匿名。
投照区域 左踝。
投照体位 前后位（踝穴位）和侧位。
投照技术合理性
- 覆盖范围满意。
- 曝光合适。
- 患者无旋转。

骨折详细描述
骨折累及腓骨远端 1/3 处。为斜行、单纯性和关节外骨折。

伴外侧和后部轻微移位。
无成角。
伴远端骨折片外侧旋转。
无短缩。
胫骨远端前缘骨折。
为单纯性和关节内骨折。
伴向上移位及成角。
无旋转。

关节
内踝关节间隙增宽（距骨移位），胫腓关节间隙正常。

无关节游离体。
无关节积液或积脂血征。
无关节炎改变。

软组织
内侧皮肤隆起。
无外科气肿。

背景骨
背景骨正常。

骨病变
无骨病变。

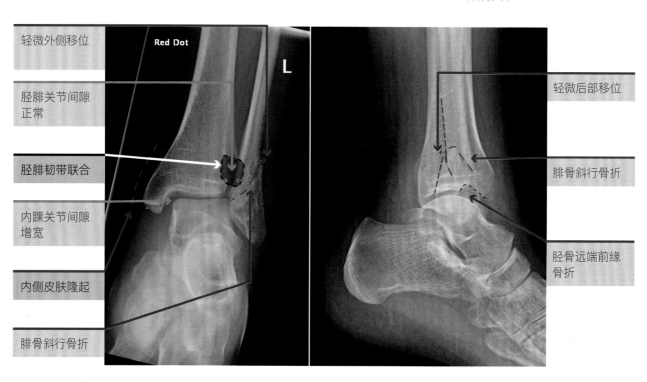

轻微外侧移位
胫腓关节间隙正常
胫腓韧带联合
内踝关节间隙增宽
内侧皮肤隆起
腓骨斜行骨折
Red Dot
L
轻微后部移位
腓骨斜行骨折
胫骨远端前缘骨折

病例概要与鉴别

　　本例 X 线片显示腓骨远端移位性骨折伴距骨移位，也可见胫骨远端前缘骨折。该骨折位于胫腓联合水平，符合 Weber B 型踝关节骨折。

临床检查及处理

　　应给予患者镇痛适当的处理。
　　应在急诊科内镇静地给患者进行复位。
　　应使用成形的背侧夹板固定，再做 CT 扫描以检查复位和进一步评估腓骨远端骨折情况。
　　这是一种不稳定型骨折伴距骨移位，最佳的治疗方案是外科手术。因此，患者应转诊至骨科团队做进一步治疗，手术选择包括可能需要使用腓骨拉力螺钉和中和钢板施行切开复位与内固定术，术中应进行压力测试，以确定是否需要使用胫腓韧带联合螺钉固定。

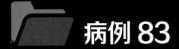

一名 19 岁男性患者在橄榄球比赛时，右踝外翻扭伤后被送至急诊科。既往史无特殊。查体可见患者右踝内侧轻微肿胀伴运动受限，同时右膝疼痛且不能负重。远端脉搏存在，运动和感觉功能保留。闭合性损伤。

需拍摄右踝和腓骨前后位和侧位 X 线片以评估骨折。

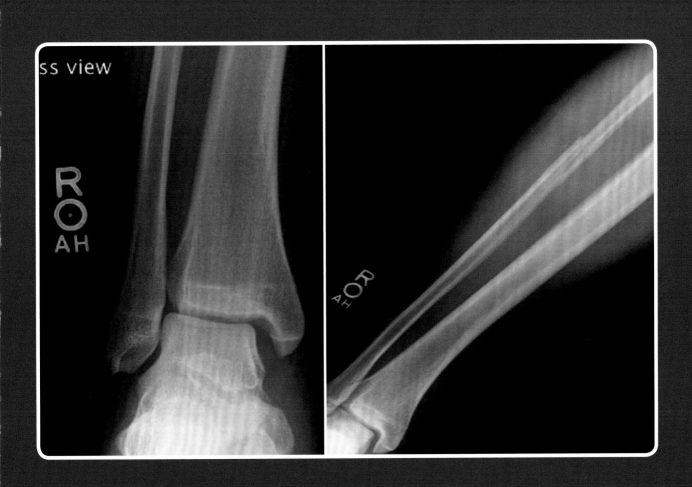

报告：Maisonneuve 踝关节骨折

患者 ID　匿名。
投照区域　右踝和近段腓骨。
投照体位　前后位（踝穴位）和腓骨中段前后位。
投照技术合理性
- 覆盖范围不满意，前后位（踝穴位）未能完全包括右踝内侧软组织；同样地，邻近腓骨也未能完全包括；没有侧位 X 线片。
- 曝光合适。
- 患者无旋转。

骨折详细描述
骨折累及腓骨近端 1/3 处。
为螺旋形状、单纯性和关节外骨折。
伴轻微外侧移位；这些体位无法评估前 / 后移位。
无成角。
无旋转。
无短缩。

关节
内踝关节间隙（因距骨移位）和胫腓关节间隙增宽。

无关节游离体。
无关节积液或积脂血征。
无关节炎。

软组织
无软组织肿胀。
无外科气肿。

背景骨
背景骨正常。

骨病变
无骨病变。

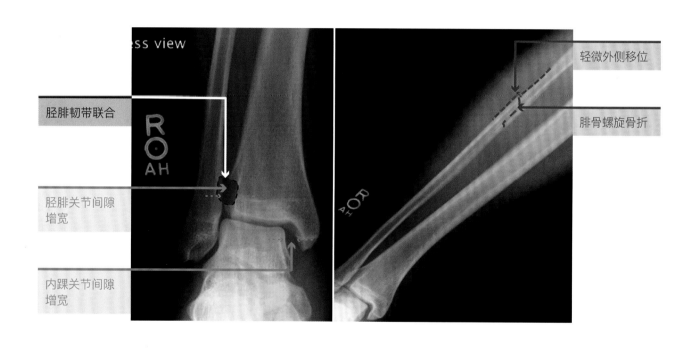

胫腓韧带联合

胫腓关节间隙增宽

内踝关节间隙增宽

轻微外侧移位

腓骨螺旋骨折

病例概要与鉴别

　　本例 X 线显示踝关节损伤伴腓骨近端轻微移位性骨折，内踝和胫腓关节间隙增宽提示三角韧带及胫腓韧带联合断裂。该损伤模式符合 Maisonneuve 骨折。

临床检查及处理

　　应给予患者适当的镇痛处理。
　　在急诊科内镇静地给患者进行复位。
　　应使用成形的背侧夹板固定，再复查 X 线片评估复位。
　　患者应转诊至骨科团队进行手术治疗，包括闭合复位与内固定及胫腓韧带联合螺钉固定。

一名 68 岁男性患者从 1.2m 高的阁楼上跌落，左踝受伤，后由急救车送至急诊科。既往有胃食管反流和高血压。查体可见患者左踝有明显畸形伴内侧皮肤隆起及挫伤，并且不能移动。足部肤色暗淡，脉搏仅在多普勒上识别。患者主诉足部感觉有异常改变，且无法评估继发于疼痛后的运动功能。闭合性损伤。需拍摄左踝前后位（踝穴位）和侧位 X 线片以评估骨折。

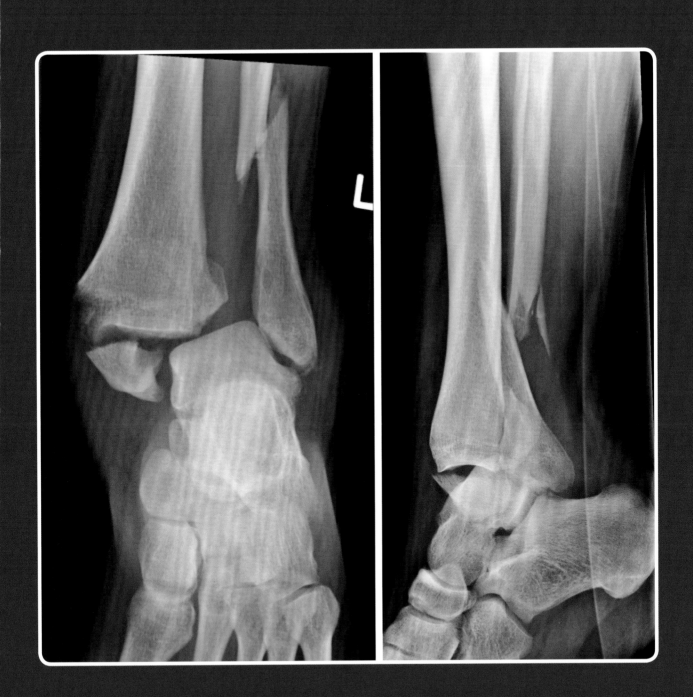

报告：三踝骨折伴胫距关节脱位

患者 ID　匿名。
投照区域　左踝。
投照体位　前后位（踝穴位）和侧位。
投照技术合理性
- 覆盖范围满意。
- 曝光合适。
- 患者无旋转。

骨折详细描述
左侧腓骨远端 1/3 处骨折。
为斜行的、粉碎性和关节外骨折。
伴明显向前侧及外侧移位。
伴腓骨向后成角。

无旋转。
腓骨短缩。
内踝骨折。
为纵行的、单纯性和关节内骨折。
向外侧及下方移位。
无成角。
远端骨折碎片旋转 90°。
无短缩。
后踝骨骨折。
为纵行的、单纯性和关节内骨折。
有移位。
无成角。
无旋转。
无短缩。

关节
胫距关节向后侧及外侧脱位，伴内踝和胫腓关节间隙明显增宽。
无关节游离体。
无关节积液或积脂血征。
无关节炎改变。

软组织
前、内侧皮肤隆起。
无外科气肿。

背景骨
背景骨正常。

骨病变
无骨病变。

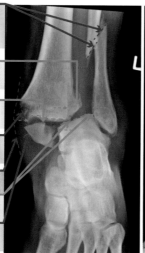

腓骨远端斜行骨折伴腓骨短缩和外侧移位

胫腓关节间隙显著增宽

内踝关节间隙显著增宽

内踝纵行骨折

内侧皮肤隆起

胫距关节外侧脱位

内踝骨折碎片移位、旋转

前移位、向后成角及短缩

腓骨远端粉碎性骨折

前部皮肤隆起

无移位的后踝骨折碎片

胫距关节后脱位

内踝骨折碎片

病例概要与鉴别
　　本例 X 线片显示三踝骨折伴胫距关节脱位。

临床检查及处理
　　应给予患者适当的镇痛处理。
　　诸如此类的高处跌落应警惕其他损伤，最初的处理原则应该是遵循 ATLS 流程对患者进行创伤评估。
　　一旦排除危及生命的损伤，应在急诊科内镇静地给患者进行急诊复位，因为这是一种危及下肢的损伤。转诊至骨科协助复位更为恰当。
　　应使用成形的夹板固定。
　　复位后，应重新评估并记录远端脉搏、感觉和运动功能。
　　应抬高下肢并做 CT 扫描以检查复位和充分了解该复杂创伤情况以制订手术计划，并联系骨科团队随时手术。
　　手术方案可能包含使用钢板和螺钉加之胫腓韧带联合固定以进行腓骨切开复位与内固定，内踝则用螺钉固定及后踝的可能固定方式。

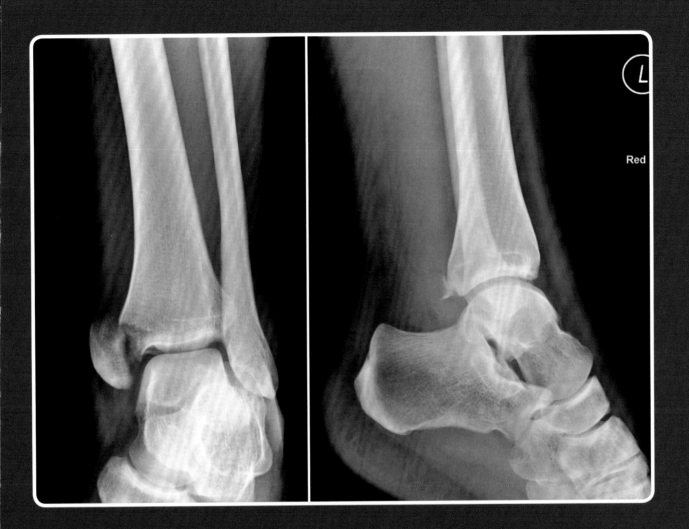

Red

L

183

报告：内踝骨折

患者 ID　匿名。
投照区域　左踝。
投照体位　前后位（踝穴位）和侧位。
投照技术合理性
- 覆盖范围满意。
- 曝光合适。
- 患者无旋转。

骨折详细描述
内踝骨折。
为纵行、单纯性和关节内骨折。
向内侧移位。

有成角。
有旋转。
有短缩。
后踝骨折。
为纵行、单纯性和关节内骨折，尽管后踝骨折的确切性质无法确定。
轻微向后侧移位。
无成角。
无旋转。
无短缩。

关节
无半脱位或脱位。

无关节游离体。
无关节积液或积脂血征。
无关节炎改变。

软组织
内侧皮肤隆起及软组织肿胀。
无外科性气肿。

背景骨
背景骨正常。

骨病变
无骨病变。

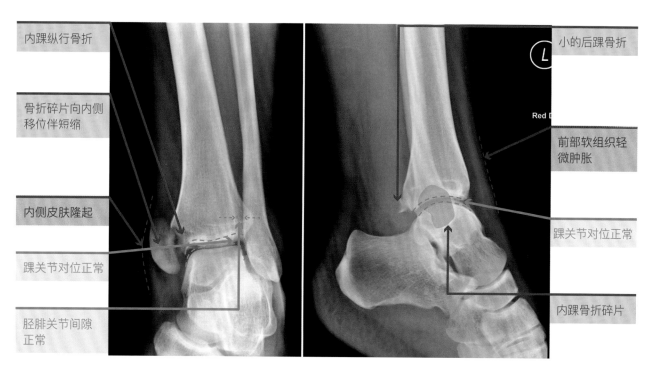

内踝纵行骨折

骨折碎片向内侧移位伴短缩

内侧皮肤隆起

踝关节对位正常

胫腓关节间隙正常

小的后踝骨折

前部软组织轻微肿胀

踝关节对位正常

内踝骨折碎片

病例概要与鉴别

　　本例 X 线片显示左足内踝移位性骨折伴小的后踝骨折，无距骨移位及踝关节半脱位。

临床检查及处理

　　应给予患者适当的镇痛处理。
　　应评估邻近腓骨的 X 线片以排除 Maisonneuve 创伤。
　　应在急诊科内镇静地进行踝关节复位。
　　应使用成形的背侧夹板，并做 CT 扫描以核对位置及进一步明确骨折类型。
　　应转诊至骨科，骨科医生可能考虑使用螺钉进行内踝切开复位与内固定。
　　后踝骨折片看来很小，可能不需要固定，但视情况必要时需要考虑手术固定。

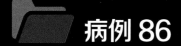
一名 46 岁女性患者徒步时脚踝内翻扭伤，感觉脚踝部外侧突发疼痛就诊于急诊科。既往史无特殊。查体可见内踝和外踝无压痛，抽屉试验和压力试验测试踝关节保持稳定，但触压第五跖骨基底部和足内翻时有疼痛，患者不能负重。远端脉搏存在，运动和感觉功能保留。闭合性损伤。

需拍摄左踝前后位（踝穴位）和侧位 X 线片以评估骨折。

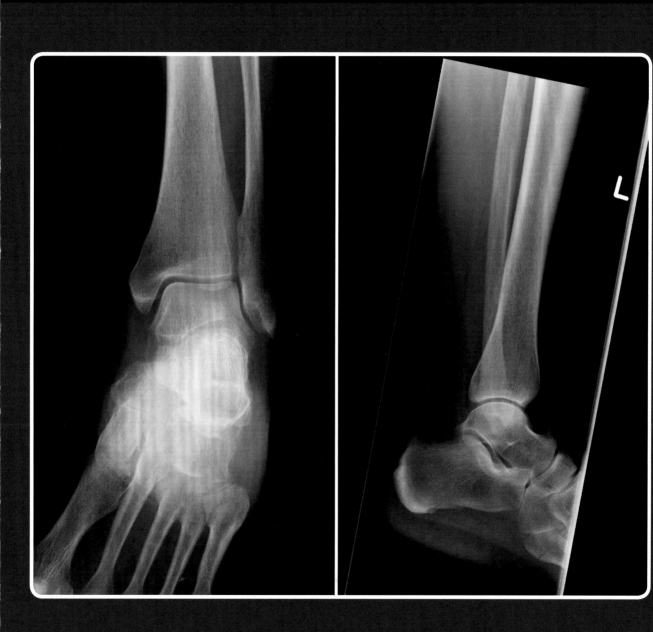

报告：第五跖骨基底部骨折

患者 ID　匿名。
投照区域　左踝。
投照体位　前后位（踝穴位）和侧位。
投照技术合理性
• 覆盖范围满意。
• 曝光合适。
• 患者无旋转。

骨折详细描述
左足第五跖骨基底部无移位性骨折。
难以评估骨折的确切性质。

关节
无半脱位或脱位。
无关节游离体。
无关节积液或积脂血征。
无关节炎改变。

软组织
无软组织肿胀。
无外科性气肿。

背景骨
背景骨正常。

骨病变
无骨病变。

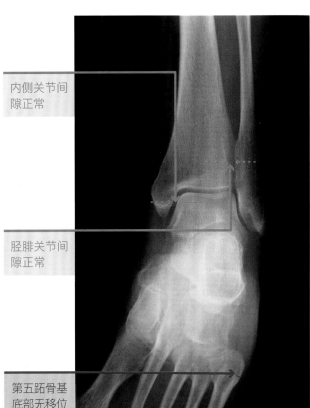
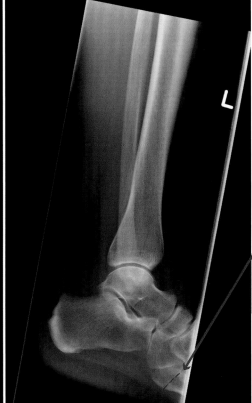

内侧关节间隙正常

胫腓关节间隙正常

第五跖骨基底部无移位性骨折

第五跖骨基底部无移位性骨折

病例概要与鉴别
　　本例 X 线片显示左足第五跖骨基底部无移位性骨折。

临床检查及处理
　　应给予患者适当的镇痛处理。
　　应进一步拍摄左足部影像（前后位、斜位和侧位 X 线片）以确认这是一个第五跖骨基底部单纯性骨折。
　　患者应穿戴固定行走靴，可在疼痛可耐受的情况下承重。
　　患者应转诊至骨折门诊随访。

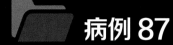
一名 23 岁女性患者因右踝前外侧肿胀到足踝诊所就诊。虽然明显肿胀已有一段时间，但患者 2 个月前忽略了，直至此时开始疼痛才注意。既往史无特殊。查体可见患者右踝前外侧肿胀面光滑、坚硬，固定在骨骼上。无软组织被覆。叩诊病变处无任何神经症状。肿胀处无红疹，只有轻微疼痛。

需拍摄右踝前后位（踝穴位）和侧位 X 线片以评估软组织肿胀。

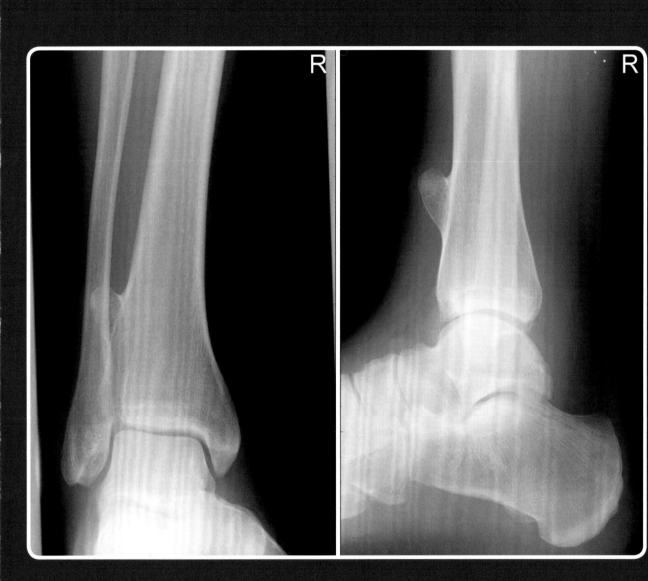

报告：带蒂的骨病变

患者 ID 匿名。
投照区域 右踝。
投照体位 前后位（踝穴位）和侧位。
投照技术合理性
- 覆盖范围满意。
- 曝光合适。
- 患者无旋转。

骨折详细描述
无骨折。

关节
无半脱位或脱位。
无关节游离体。
无关节积液或积脂血征。
无关节炎改变。

软组织
无软组织肿胀。
无外科性气肿。

背景骨
背景骨正常。

骨病变
在胫骨远端前外侧骨皮质上可见一个骨病变。
基质具有骨小梁样表现。
病变呈膨胀性、外生性（向外生长）且有蒂。
病变过渡区狭窄且界限清晰。
病变和干骺端相连并背离关节方向生长。
无骨质破坏。
无骨膜反应。
未见软组织肿块 / 成分。

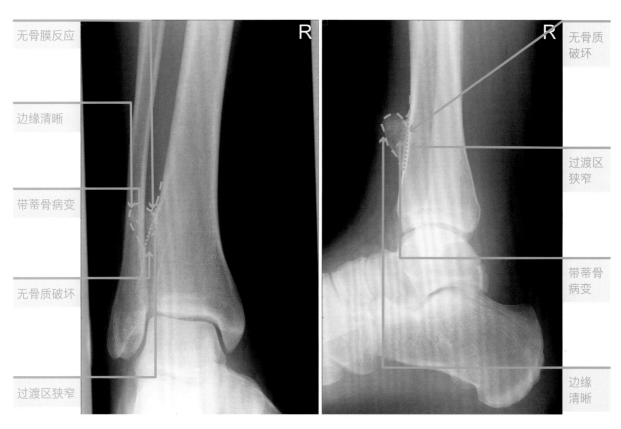

病例概要与鉴别

　　本例 X 线片显示起自胫骨远端干骺端区的带蒂骨病变，病变边界清晰，过渡区狭窄且无骨质破坏，其表现和类型均符合右胫骨外生性骨疣 / 骨软骨瘤。骨软骨瘤 / 外生骨疣是最常见的骨肿瘤。当这种病变是孤立时，几乎均为良性。但如果是在遗传的情况下，如遗传性多发性外生性骨疣，则有较高的恶变概率。

临床检查及处理

　　通常骨软骨瘤不需要进一步检查。如果肿瘤有增大或出现疼痛，应考虑做 MRI 检查以评估肿瘤恶变的征象。
　　一般为保守治疗，除非患者有症状。如患者出现疼痛或周围结构，如神经血管破坏，应考虑外科切除。如担心肿瘤恶变，则推荐尽早转诊至三级骨肿瘤中心。

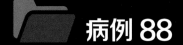

病例 88

一名 12 岁女孩从双层床跳下右足着地，随后出现不能承重，由父母送至急诊科。既往史无特殊。查体可见患者第五跖骨中度压痛。远端脉搏存在，运动和感觉功能保留。闭合性损伤。

需拍摄右足前后位和斜位 X 线片以评估骨折。

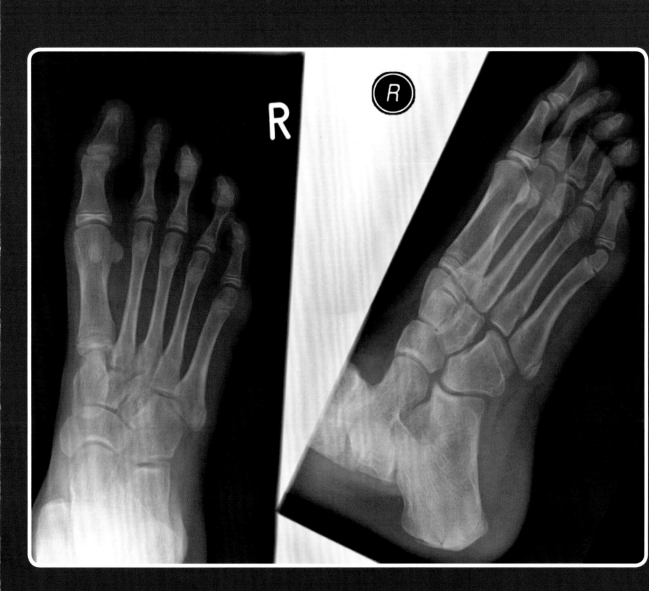

报告：正常儿童足

患者 ID　匿名。
投照区域　右足。
投照体位　前后位和斜位。
投照技术合理性
- 覆盖范围满意。
- 曝光合适。
- 患者无旋转。

骨折详细描述
无骨折。

关节
无半脱位或脱位。
无关节游离体。
无关节积液或积脂血征。
无关节炎改变。

软组织
无软组织肿胀。
无外科性气肿。

背景骨
背景骨正常。

骨病变
无骨病变。

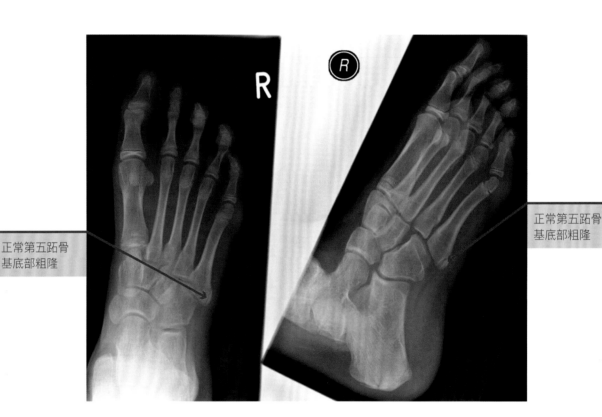

正常第五跖骨
基底部粗隆

正常第五跖骨
基底部粗隆

病例概要与鉴别

　　本例 X 线片显示一个儿童的正常足。第五跖骨基底部的表现，为正常儿童第五跖骨粗隆。

临床检查及处理

　　应给予患者适当的镇痛处理。

　　建议患者按照 RICE 法则处理，并及早活动。

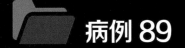
一名 35 岁的窃贼在一次被警方追逐时从一楼窗户跳下，双足着地，发现左足不能承重，随后被警方拘押并送至急诊科。急诊科立即做了完整的 ATLS 评估，确认患者没有立即危及生命或下肢的损伤。既往史无特殊。查体可见患者左足跟部压痛，足跟部和中部周围有明显挫伤。远端脉搏存在，运动和感觉功能保留。闭合性损伤。

需拍摄左跟骨轴位和侧位 X 线片以评估骨折。

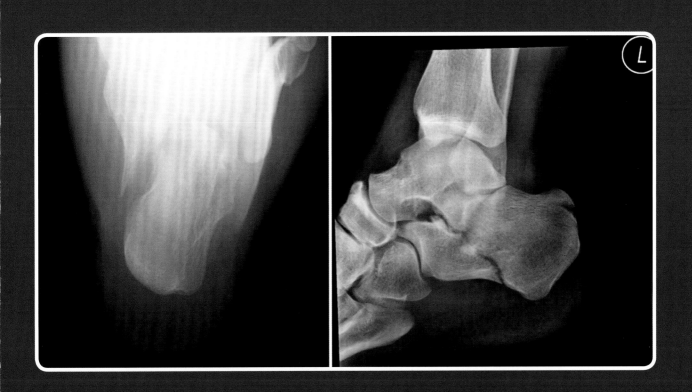

报告：跟骨关节内骨折

患者 ID　匿名。
投照区域　左足跟部。
投照体位　轴位和侧位。
投照技术合理性
- 覆盖范围满意。
- 曝光合适。
- 患者无旋转。

骨折详细描述
左足跟骨骨折。
为斜行、粉碎性和关节内骨折，并累及距下关节。
有移位。Bohler 角无扁平（＞25°）

无成角。
无旋转。
有短缩。
可见一继发性骨折线，延伸至跟骨后侧方，这种称为舌形骨折，伴轻微移位。
为斜行、粉碎性和关节内骨折。
无成角。
无旋转。
无短缩。

关节
无脱位或半脱位。

无关节游离体。
无关节积液或积脂血征。
距舟关节有骨赘形成。

软组织
无软组织肿胀。
无外科性气肿。

背景骨
背景骨正常。

骨病变
无骨病变。

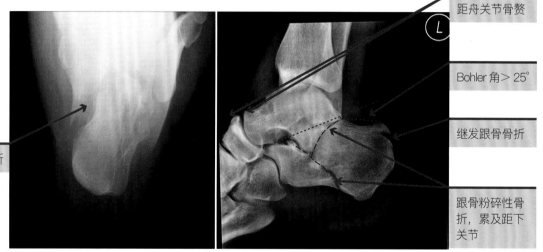

跟骨移位性骨折

距舟关节骨赘

Bohler 角＞25°

继发跟骨骨折

跟骨粉碎性骨折，累及距下关节

病例概要与鉴别
　　本例 X 线片显示跟骨关节内骨折伴后部继发性骨折。

临床检查及处理
　　应给予患者适当的镇痛处理。
　　诸如此类的高处跌落应警惕其他损伤，最初的处理原则应该是遵循 ATLS 流程对患者进行创伤评估。一旦危及生命和下肢的损伤排除后，应进行全面的第二次检查。
　　应尽早联系骨科医生，并检查骨折周围的软组织。需做 CT 扫描以进一步确定骨折的类型。跟骨骨折可能需要外科干预，也可能不需要，应征询足踝外科医生的意见。

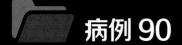

病例 90

　　一名 24 岁女学生从马背上坠落，她的右足缠绕在马镫上扭伤被送至急诊科。既往史无特殊。查体可见右足前中部有明显肿胀和挫伤。因为患者诸跖骨基底部疼痛而不能负重，最痛处为第一跖骨基底部。远端脉搏存在，无法完全评估发生于疼痛后的运动功能，但感觉功能仍保留。闭合性损伤。

　　需拍摄右足前后位、侧位和斜位 X 线片以评估骨折。

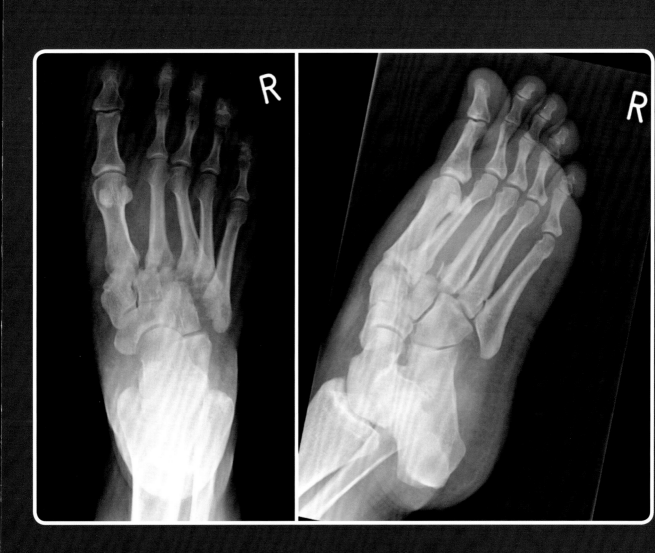

报告：跖骨基底部骨折及相关 Lis-Franc 损伤

患者 ID　匿名。

投照区域　右足。

投照体位　前后位、侧位和斜位。

投照技术合理性

- 覆盖范围满意。
- 曝光合适。
- 患者无旋转。

骨折详细描述

骨折累及第二、第三跖骨基底部；远处可见骨折碎片，但它们的来源在X线片上显示不清。

为斜行、单纯性和关节内骨折。

有移位。

有成角。

有旋转。

有短缩。

关节

第一至第五跗跖关节有向外侧半脱位、脱位。

无关节游离体。

无关节积液或积脂血征。

无关节炎改变。

软组织

可见软组织肿胀。

无外科性气肿。

背景骨

背景骨正常。

骨病变

无骨病变。

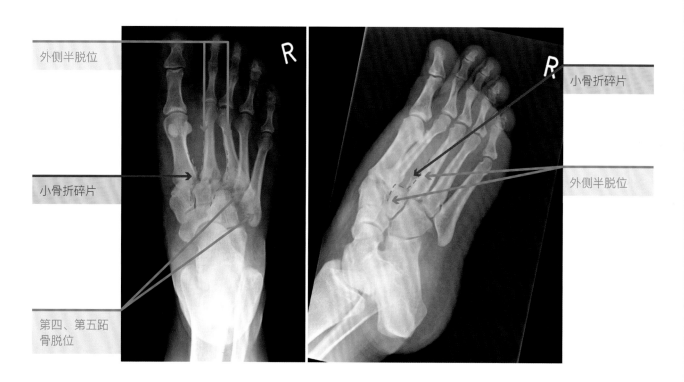

外侧半脱位

小骨折碎片

第四、第五跖骨脱位

小骨折碎片

外侧半脱位

病例概要与鉴别

本例 X 线片显示第二、第三跖骨基底部骨折伴第二至第五跖骨半脱位，符合 Lis-Franc 损伤。

临床检查及处理

应给予患者合适的镇痛处理。

应抬高下肢以减轻肿胀。

可能要使用包括膝部以下的背侧夹板或穿戴行走靴以固定足部。

患者应转诊至骨科，他们可能会考虑使用钢板和螺钉穿过 Lis-Franc 韧带复合体进行切开复位与内固定术。

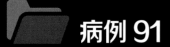
一名 28 岁女性患者在家中受伤后到轻伤科就诊。既往史无特殊。查体示左足部无明显畸形，但第四趾骨和远端跖骨有挫伤和压痛。患者可以负重。闭合性损伤。

需拍摄左足前后位和斜位 X 线片以评估骨折。

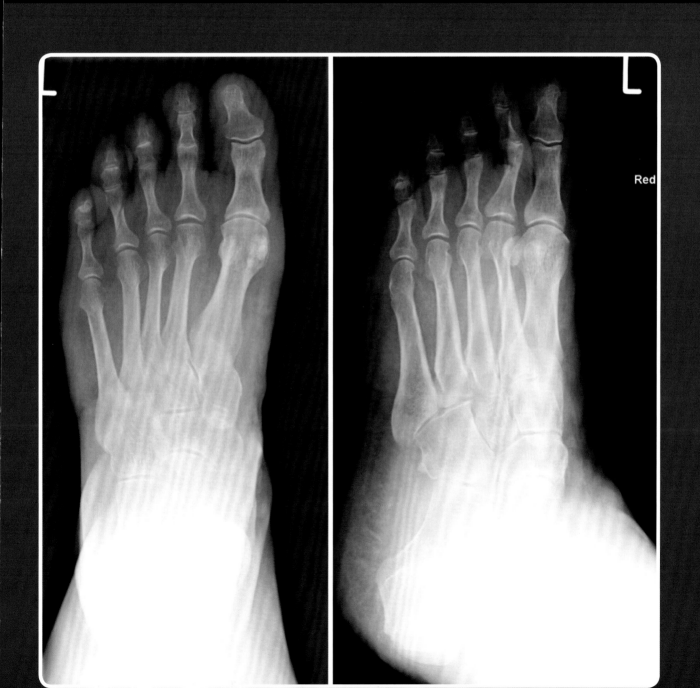

报告：近节趾骨骨折

患者 ID　匿名。
投照区域　左足。
投照体位　前后位和斜位。
投照技术合理性
• 覆盖范围满意。
• 曝光合适。
• 患者无旋转。

骨折详细描述
骨折累及左足第四近节趾骨。

为螺旋形、单纯性和关节外骨折。
无移位。
无成角。
无旋转。
无短缩。

关节
无半脱位或脱位。
无关节游离体。
无关节积液或积脂血征。

无关节炎改变。

软组织
无软组织肿胀。
无外科气肿。

背景骨
背景骨正常。

骨病变
无骨病变。

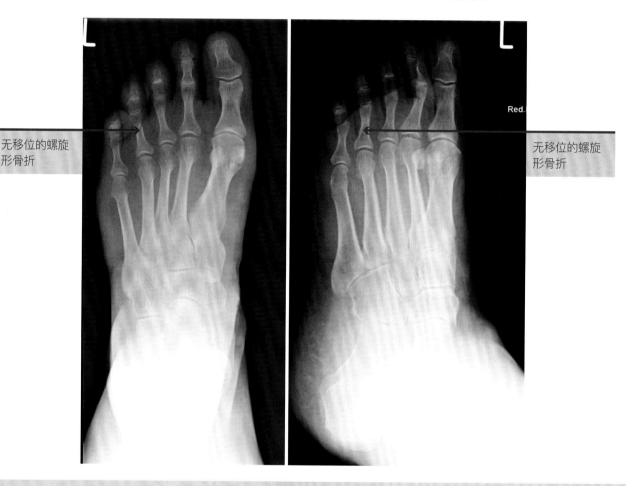

无移位的螺旋
形骨折

无移位的螺旋
形骨折

病例概要与鉴别
　　本例 X 线片显示左足第四近节趾骨无移位性骨折。

临床检查及处理
　　应给予患者适当的镇痛处理。
　　患者应短期穿戴固定行走靴，并在疼痛可耐受的情况下承重。当感到恢复后，可以移除固定行走靴。
　　患者需转诊至骨折门诊。

病例 92

　　一名 29 岁的半职业足球运动员在跳跃头球后左足重重着地受伤。既往史无特殊。查体可见患者左足明显内翻畸形及皮肤隆起，且无法负重。远端脉搏仅在多普勒上显示。左足感觉改变，无法评估发生于疼痛后的运动功能。闭合性损伤。

　　需拍摄左踝前后位和侧位 X 线片以评估骨折。

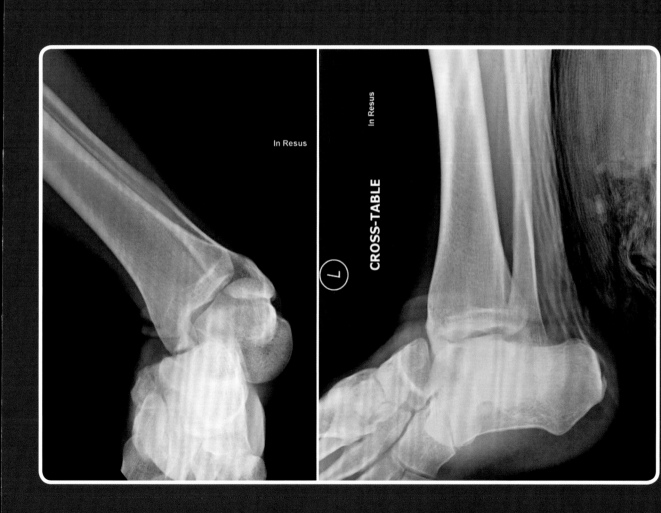

报告：距下关节内侧脱位

患者 ID　匿名。
投照区域　左踝。
投照体位　前后位和侧位。
投照技术合理性
- 覆盖范围满意。
- 曝光合适。
- 患者无旋转。

骨折详细描述
无骨折。

关节
距骨与跟骨、舟骨的关节结合面有脱位，远端关节面向内侧脱位。胫距关节和跟骰关节对位正常。
无关节游离体。
无关节积液或积脂血征。
无关节炎改变。

软组织
外侧皮肤隆起。

无外科性气肿。

背景骨
背景骨正常。

骨病变
无骨病变。

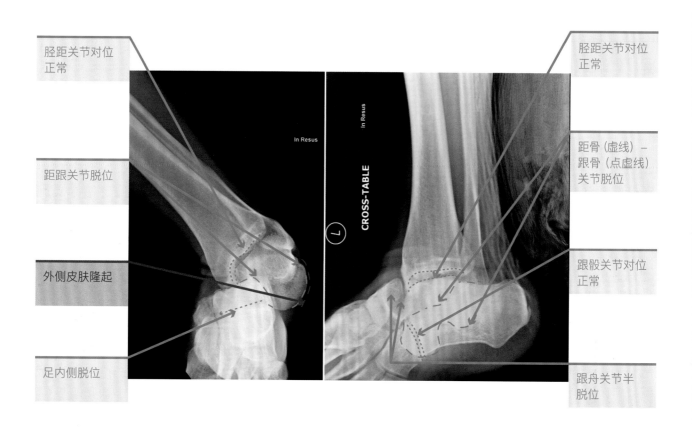

胫距关节对位正常

距跟关节脱位

外侧皮肤隆起

足内侧脱位

胫距关节对位正常

距骨（虚线）－跟骨（点虚线）关节脱位

跟骰关节对位正常

跟舟关节半脱位

病例概要与鉴别

　　本例 X 线片显示距下关节内侧脱位。

临床检查及处理

　　应给予患者提供合适的镇痛处理。

　　应在骨科医生帮助下在急诊科内镇静地给患者急诊复位，因为这是一种危及下肢的损伤。

　　应使用成形背侧夹板固定，再复查 X 线片以检查复位的满意度。

　　复位后需做 CT 检查以评估相关的骨折。

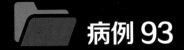
一名 42 岁男性患者因有 6 个月的足跟疼痛史而到骨折门诊就诊。既往史无特殊，否认创伤史。查体示足后跟有轻度压痛且主要集中在载距突。患者活动功能存在且能负重。

需要拍摄左跟骨前后位和侧位 X 线片以评估骨折。

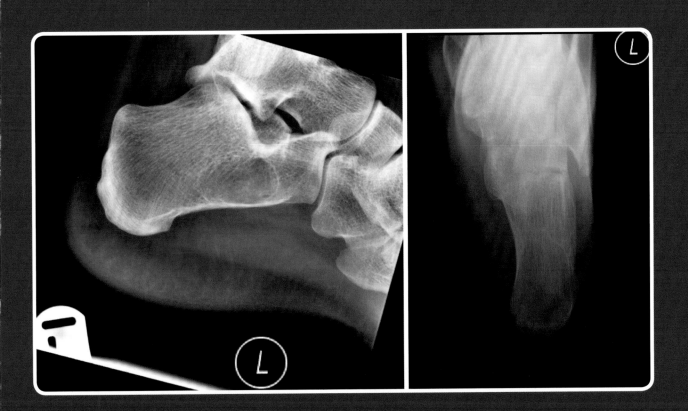

报告：骨内脂肪瘤

患者 ID　匿名。
投照区域　左足跟部。
投照体位　前后位和侧位。
投照技术合理性
- 覆盖范围满意。
- 曝光合适。
- 患者无旋转。

骨折详细描述
无骨折。

关节
无半脱位或脱位。
无关节游离体。
无关节积液或积脂血征。
无关节炎改变。

软组织
无软组织肿胀。
无外科性气肿。

背景骨
背景骨正常。

骨病变
骨髓质内可见呈透亮区的骨病变，但无膨胀性表现。
移行区窄。
无骨质破坏。
无骨膜反应。
未见软组织肿块 / 成分。

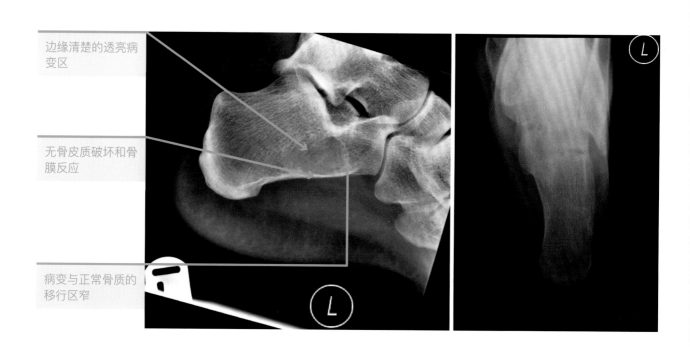

边缘清楚的透亮病变区

无骨皮质破坏和骨膜反应

病变与正常骨质的移行区窄

病例概要与鉴别

　　本例 X 线片显示跟骨内非侵袭性骨病变。鉴于病变位置，该表现符合骨内脂肪瘤。

临床检查及处理

　　应给予患者适当的镇痛处理。
　　需做 CT 和 MRI 检查以准确评估脂肪瘤的大小。
　　初步处理可以是保守治疗。
　　如果疼痛持续，患者应转诊考虑做刮除术。

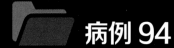
一名 26 岁男性长跑运动员在参加一次超长距离马拉松后，其前脚掌出现逐渐加重的疼痛约 4 周而就诊。既往史无特殊。查体示患者所有跖骨头有压痛，尤其是第二跖骨头明显。

需拍摄右足前后位和斜位 X 线片以评估骨折。

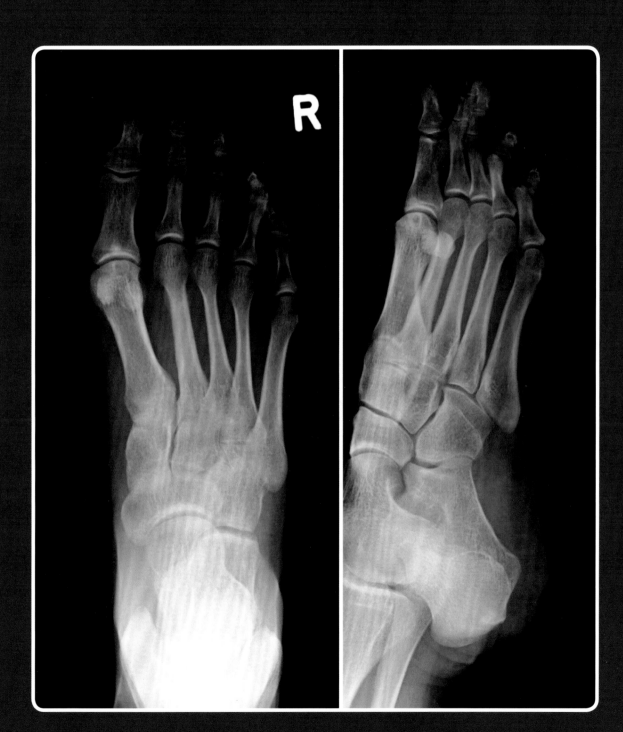

报告：跖骨应力性骨折

患者 ID 匿名。
投照区域 右足。
投照体位 前后位和斜位。
投照技术合理性
- 覆盖范围满意。
- 曝光合适。
- 患者无旋转。

骨折详细描述
右足第二跖骨骨干颈部周围有骨膜反应且同区域骨髓质硬化加重，此种表现符合愈合中的应力

性骨折。
骨折线虽然难以辨认，但表现为单纯性和关节外骨折。
无移位。
无成角。
无旋转。
无短缩。

关节
无半脱位或脱位。
无关节游离体。
无关节积液或积脂血征。

无关节炎改变。

软组织
无软组织肿胀。
无外科性气肿。

背景骨
背景骨正常。

骨病变
无骨病变。

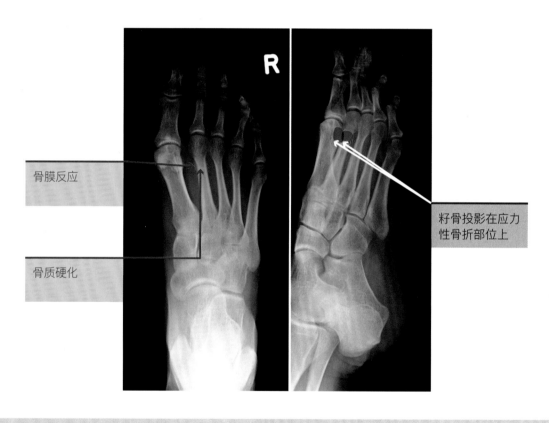

骨膜反应

骨质硬化

籽骨投影在应力性骨折部位上

病例概要与鉴别

本例 X 线片显示右足第二跖骨干远端周围骨膜反应。鉴于病变位置和临床资料，该表现符合愈合中的应力性骨折。无急性骨折。

临床检查及处理

应给予患者适当的镇痛处理。
患者应穿戴固定行走靴。
建议休息和抬高足部。
患者穿戴固定靴时，在疼痛可耐受的情况下可通过足部承重。
患者需转诊至骨折门诊。

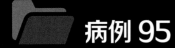

病例 95

一名 46 岁女性患者因左踝扭伤到急诊科就诊。既往史无特殊。查体发现患者内踝和外踝并无触痛，抽屉试验和应力试验示踝关节结构稳定。触压第五跖骨基底部和足外翻时疼痛。远端脉搏存在，运动和感觉功能保留。闭合性损伤。

需拍摄左足前后位和斜位 X 线片以评估骨折。

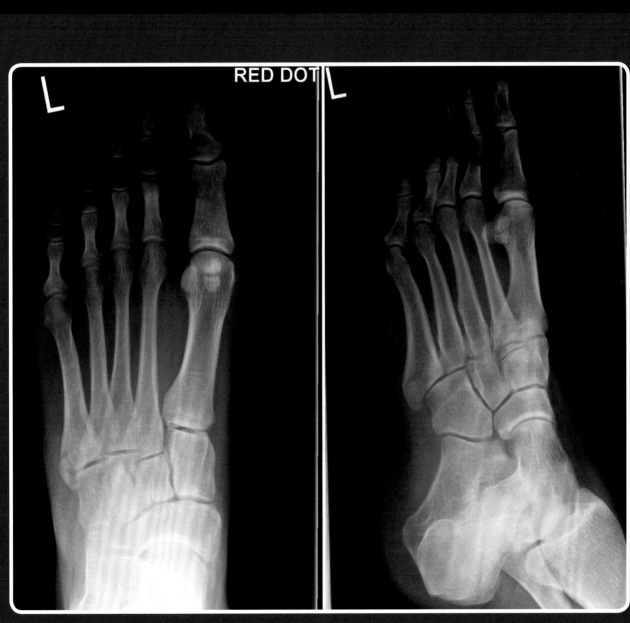

报告：跖骨基底部撕脱骨折

患者 ID　匿名。
投照区域　左足。
投照体位　前后位和斜位。
投照技术合理性
- 覆盖范围满意。
- 曝光合适。
- 患者无旋转。

骨折详细描述
骨折累及左足第五跖骨基底部。

为横行、单纯性和关节外骨折。
有轻微外侧移位。
无成角。
无旋转。
无短缩。

关节
无半脱位或脱位。
无关节游离体。
无关节积液或积脂血征。

无关节炎改变。

软组织
无软组织肿胀。
无外科性气肿。

背景骨
背景骨正常。

骨病变
无骨病变。

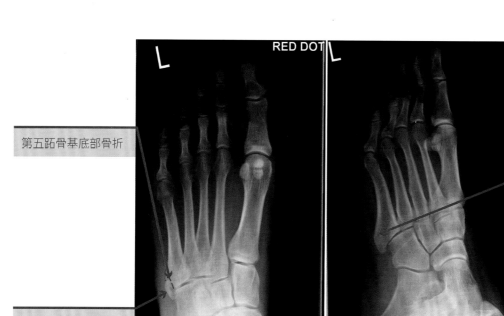

第五跖骨基底部骨折

第五跖骨基底部骨折

骨折碎片轻微移位

病例概要与鉴别

　　本例 X 线片显示左足第五跖骨基底部撕脱骨折伴轻微移位。

临床检查及处理

　　应给予患者适当的镇痛处理。
　　患者应穿戴固定行走靴，这样在疼痛耐受的情况下可以承重。
　　患者需转诊至骨折门诊。

病例 96

一名 56 岁男性患者因两侧足踝和前足畸形不断加重导致穿鞋困难，后到急诊科就诊。既往史有 2 型糖尿病且控制不佳。查体可见袜套样感觉丧失和足部脉搏微弱。患者左足和左踝严重畸形，伴踝关节和足中段活动范围减少。

需拍摄左足前后位和斜位 X 线片以评估畸形。

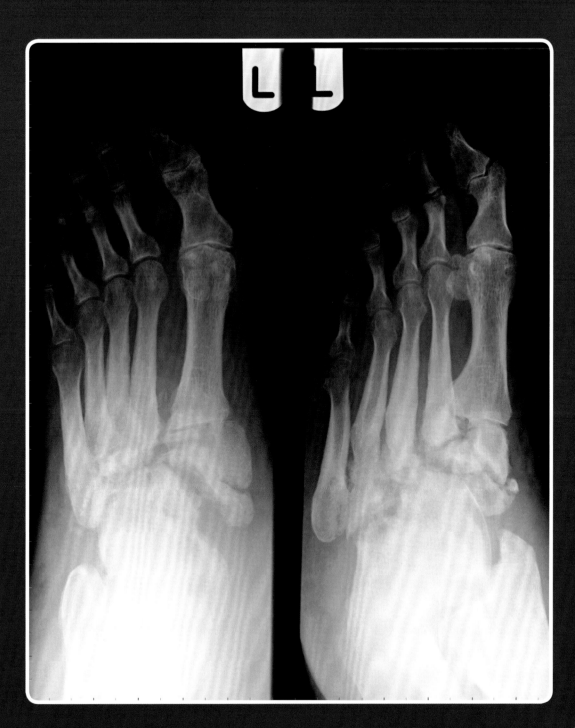

报告：Charcot 足

患者 ID　匿名。
投照区域　左足。
投照体位　前后位和斜位。
投照技术合理性
- 覆盖范围满意。
- 曝光合适。
- 患者无旋转。

骨折详细描述
无骨折。

关节
跗跖关节显著异常，伴明显的骨质破坏改变。
楔状骨、骰骨、舟骨部分骨质破坏，距骨基底部骨质破坏相对不明显。跗跖关节处可见游离体。
因跗骨骨质破坏导致足中部的骨排列对位难以评估，但第二至第五跖骨似有向外侧半脱位表现。
尽管很难在 X 线片上评估，但

无关节积液或关节积脂血征。

软组织
内侧软组织肿胀。
无外科性气肿。

背景骨
跗骨及跖骨骨质硬化，尤其是第二跖骨和第三跖骨。

骨病变
无骨病变。

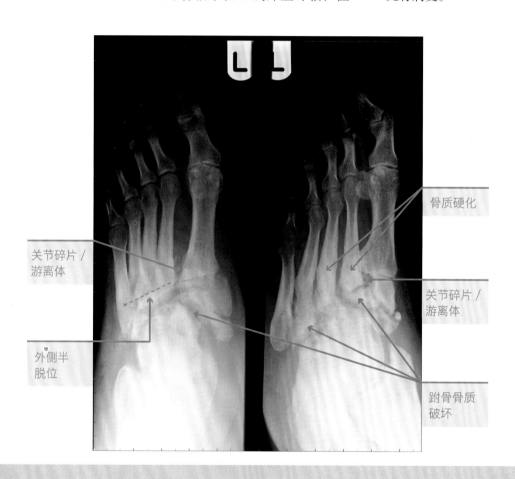

病例概要与鉴别

　　本例 X 线片显示严重的跗跖骨关节畸形伴骨质破坏、关节碎片（关节游离体）、半脱位及骨密度增加（骨质硬化）。临床和 X 线表现符合神经病性关节炎（Charcot 关节）。

临床检查及处理

　　应给予患者适当的镇痛处理。
　　患者应由糖尿病专家团队评估，以寻求最优化的控制糖尿病的治疗方案。
　　应拍摄侧位 X 线片以评估足底畸形，右足也应做全面的评估。
　　患者应紧急转诊至整形科和骨科，他们可能会考虑使用全接触式石膏护具或外科手术治疗。

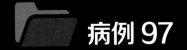

病例 97

一名 18 岁女性长跑运动员出现第二和第三跖骨疼痛，最近几个月疼痛加重而就诊。既往史无特殊。查体可见跖骨有压痛，尤其是第二跖骨头基底处。远端脉搏存在，感觉和运动功能保留。

需拍摄右足前后位和斜位 X 线片以评估骨折。

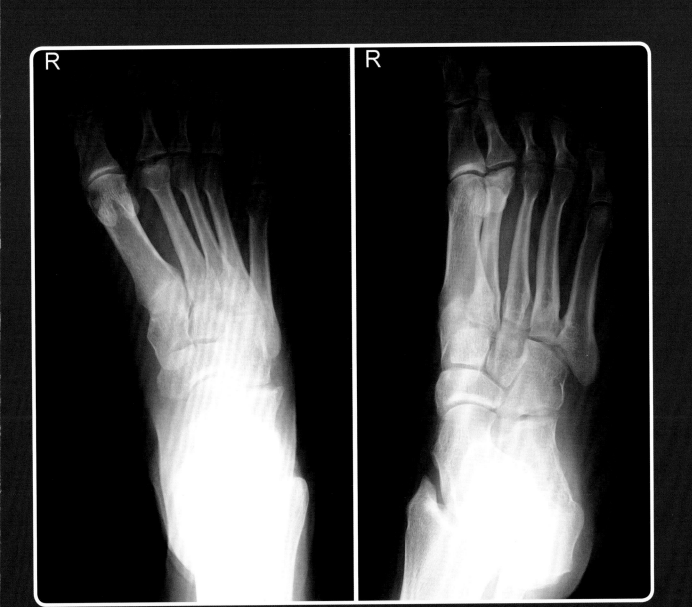

报告：跖骨 Freiberg 病

患者 ID　匿名。
投照区域　右足。
投照体位　前后位和斜位。
投照技术合理性
- 覆盖范围满意。
- 曝光合适。
- 患者无旋转。

骨折详细描述
无急性骨折。

关节
第二跖骨头变扁平伴骨质硬化及第二跖趾关节间隙增宽。
无半脱位或脱位。
无关节游离体。
无关节积液或积脂血征。
无关节炎改变。

软组织
无软组织肿胀。

无外科性气肿。

背景骨
背景骨正常。

骨病变
无骨病变。

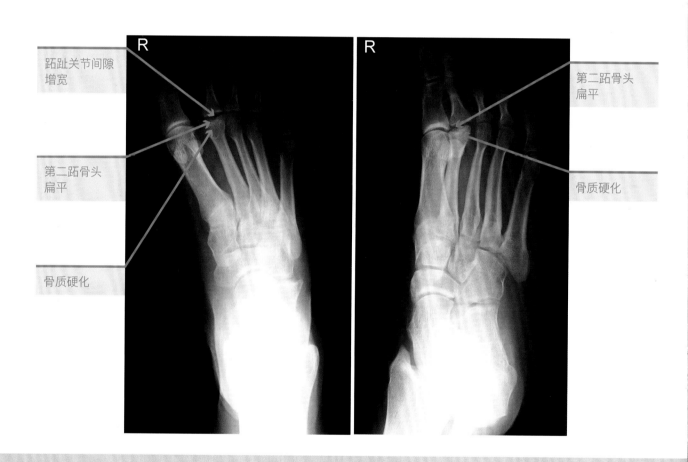

跖趾关节间隙增宽

第二跖骨头扁平

骨质硬化

第二跖骨头扁平

骨质硬化

病例概要与鉴别
　　本例 X 线片显示右足第二跖骨头变扁平及骨质硬化，符合骨软骨病（Freiberg 病）表现。没有跖趾骨关节炎或关节游离体的证据。

临床检查及处理
　　应给予患者适当的镇痛处理。
　　患者应穿戴行走靴，这样在疼痛耐受的情况下可以承重。
　　患者应避免剧烈活动，直到疼痛解除为止。如果症状没有解除，考虑转诊至骨科，进行外科干预。

第二跖骨头变扁平伴骨质硬化

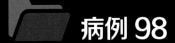

一名 63 岁的肥胖男士因右侧踇趾急性疼痛而就诊。既往史无特殊。查体可见右足踇趾远端趾间关节红、肿、热，触碰或移动时疼痛。远端脉搏存在，感觉和运动功能保留。

需拍摄右足前后位 X 线片以评估关节炎。

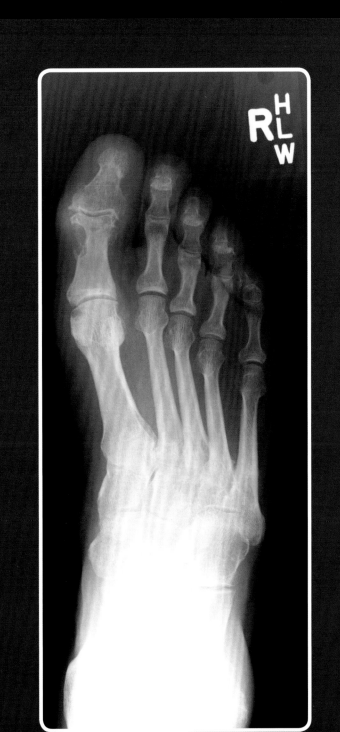

报告：痛风

患者 ID　匿名。
投照区域　右足。
投照体位　前后位。
投照技术合理性
- 覆盖范围满意。
- 曝光合适。
- 患者无旋转。

骨折详细描述
无骨折。

关节
无半脱位或脱位。
无关节游离体。
无关节积液或积脂血征。
有关节炎表现，但关节间隙存在。

软组织
第一足趾趾间关节内侧软组织肿胀。
无外科性气肿。

背景骨
背景骨正常。尤其是关节周围无骨质减少。

骨病变
一个边缘清晰的"穿凿样"溶骨性病变累及第一足趾近节趾骨内侧。
边缘突出。
病变邻近第一足趾趾间关节，但与它是分开的。
未见软组织肿块或成分。

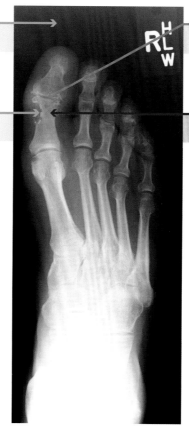

突出的边缘　　　　　　　　　　关节间隙存在

"穿凿样"病变　　　　　　　　骨质正常，无关节周围骨质减少

病例概要与鉴别

　　本例 X 线片显示一个边缘清楚且邻近关节的溶骨性病变累及第一足趾近节趾骨，邻近的骨质及趾间关节间隙均正常。这种表现符合蹈趾趾间关节的痛风。

临床检查及处理

　　应给予患者适当的镇痛处理。

　　应检测全血细胞计数和 C 反应蛋白来评估可能的化脓性关节炎或骨髓炎；如有怀疑，应转诊至骨科。

　　根据肾功能情况，在急性期患者应服用规定的非甾体抗炎药和（或）秋水仙碱，而别嘌醇类药物可考虑用作未来的预防性治疗。

病例 99

一名 62 岁既往患有足部压迫性溃疡的患者，因左足疼痛进行性加剧伴体温升高而就诊。既往史有 2 型糖尿病及左足血管手术史。查体可见双足脚掌均有深度溃疡，溃疡周围伴蜂窝织炎，左足第四跖骨压痛。远端脉搏未触及且在多普勒上显示为单相波。袜套样感觉丧失。

需拍摄左足前后位和斜位 X 线片以评估骨髓炎可能。

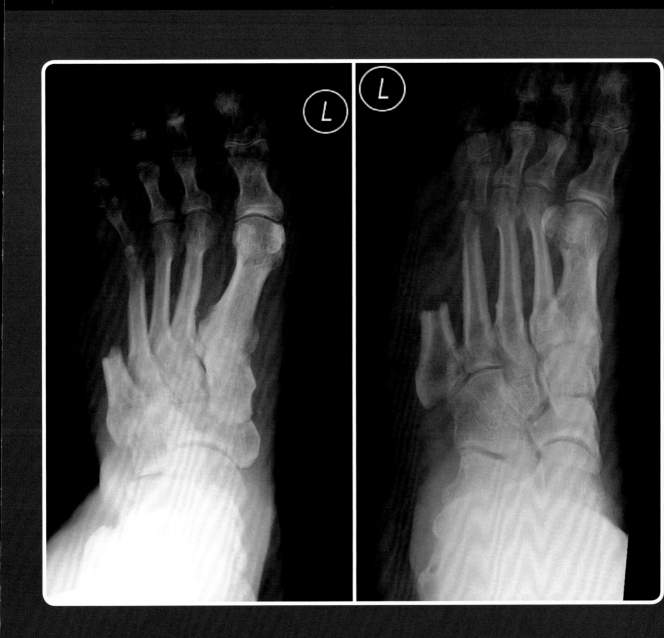

报告：骨髓炎

患者 ID　匿名。
投照区域　左足。
投照体位　前后位和斜位。
投照技术合理性
- 覆盖范围满意。
- 曝光合适。
- 患者无旋转。

骨折详细描述
无骨折。

关节
第四跖趾关节半脱位，斜位片上显示最佳。
无关节游离体。
无关节积液或积脂血征。
无关节炎改变。

软组织
无软组织肿胀。
无外科性气肿。
可见血管钙化。

背景骨
第四足趾近节趾骨骨质减少，其余背景骨正常。

骨病变
既往有第五跖骨干、距骨头及第五趾骨截肢。
第四跖骨头及第四足趾骨近节基底部可见边界不清的骨质破坏，骨质破坏累及关节面和非关节面。
未见软组织肿块或成分。

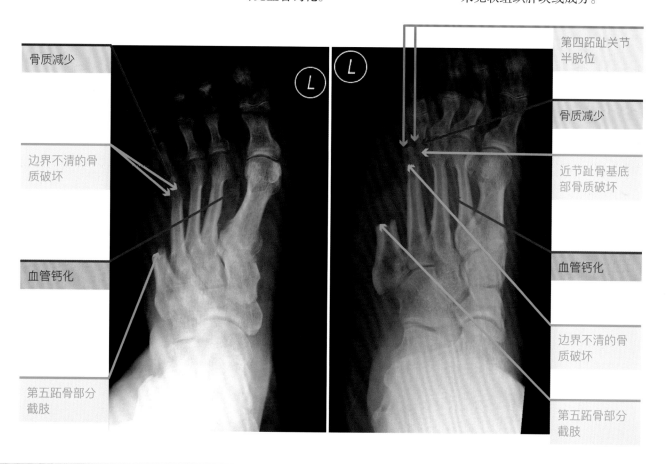

骨质减少

边界不清的骨质破坏

血管钙化

第五跖骨部分截肢

第四跖趾关节半脱位

骨质减少

近节趾骨基底部骨质破坏

血管钙化

边界不清的骨质破坏

第五跖骨部分截肢

病例概要与鉴别
　　本例 X 线片显示累及第四跖趾关节的骨质破坏性病变。鉴于既往史和临床表现，符合骨髓炎。

临床检查及处理
　　应给予患者适当的镇痛处理。
　　应以当地的保险及细菌培养结果为依据给患者经静脉注射规定的、合适的抗生素。
　　应转诊至糖尿病足多学科团队。
　　如果溃疡和组织损伤严重，则患者可能需要截肢。

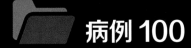

一名 12 岁男孩在协助父亲从事园艺时，跚趾被一块大石砸伤而送至急诊科，主诉跚趾疼痛、肿胀。既往史无特殊。查体可见受伤跚趾肿胀、疼痛，移动跚趾时疼痛加剧。肢体远端脉搏存在，感觉和运动功能保留，闭合性损伤。

需拍摄右侧跚趾前后位和斜位 X 线片以评估骨折。

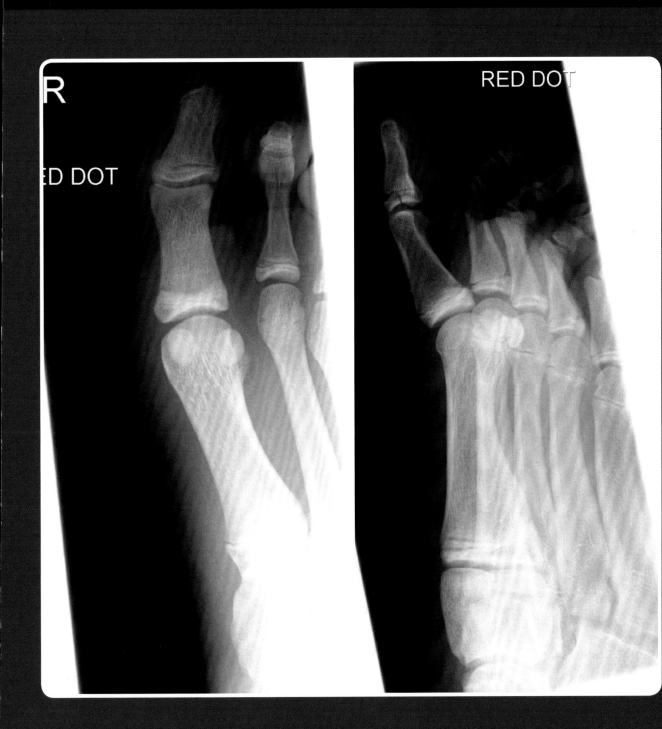

报告：Salter–Harris 3 型趾骨骨折

患者 ID　匿名。
投照区域　右侧踇趾。
投照体位　前后位和斜位。
投照技术合理性
- 覆盖范围满意。
- 曝光合适。
- 患者无旋转。

骨折详细描述
右侧踇趾远节趾骨骨折，累及骨骺和骺板。

为横行、单纯性及关节内骨折。虽然骺板看起来增宽，但是未见明显骨折移位。
无成角。
无旋转。
无短缩。

关节
无半脱位或脱位。
无关节游离体。
无关节积液或积脂血征。

无关节炎改变。

软组织
踇趾周围软组织肿胀。
无外科性气肿。

背景骨
背景骨正常。

骨病变
无骨病变。

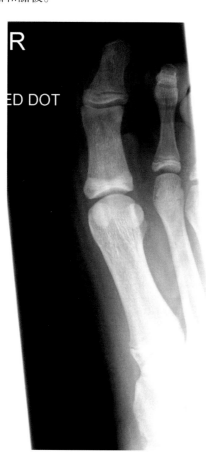
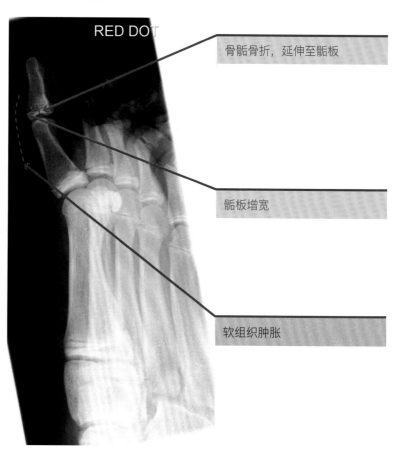

骨骺骨折，延伸至骺板

骺板增宽

软组织肿胀

病例概要与鉴别

　　本例 X 线片显示右侧踇趾远节趾骨骨折，骨折累及骨骺和骺板，符合 Salter-Harris 3 型骨折。

临床检查及处理

　　应给予患者适当的镇痛处理。
　　患者可穿戴固定行走靴 2 ～ 4 周以缓解疼痛，并在疼痛耐受的情况下可以承重。
　　患者需转诊至骨折门诊。

（病例 76 ～ 100　常红花, 译）

AC	acromioclavicular	肩锁
ACJ	acromioclavicular joint	肩锁关节
ACL	anterior cruciate ligament	前交叉韧带
AP	anteroposterior	前后位
ATLS	advanced trauma life support	高级创伤生命支持
AVN	avascular necrosis	缺血性坏死
CRIF	closed reduction internal fixation	闭合复位与内固定
CRP	C-reactive protein	C 反应蛋白
CRT	capillary refill time	毛细血管再灌注时间
CT scan	computed tomography scan	计算机断层扫描
DIPJ	distal interphalangeal joint	远指（趾）间关节
DISH	diffuse idiopathic skeletal hyperostosis	弥漫性特发性骨肥厚
ED	emergency department	急诊科
FBC	full blood count	全血细胞计数
GP	general practitioner	全科医生
ID	identifcation	鉴别
IP	interphalangeal	指（趾）间
IV	intravenous	静脉内的
MRI scan	magnetic resonance imaging scan	磁共振扫描
MT	metatarsal	跖骨
MTP	metatarsophalangeal	跖趾的
MUA	manipulation under anaesthetic	在麻醉状态下操作
NSAIDs	non-steroidal anti-inflammatory drugs	非甾体抗炎药
ORIF	open reduction internal fixation	切开复位与内固定
PIPJ	proximal interphalangeal joint	近端指间关节
PR	per rectum	经直肠

RICE	rest ice compression elevation	休息、冰敷、加压、抬高
ROM	range of movement	活动范围
RTC	road traffic collision	道路交通碰撞
SI	sacroiliac	骶髂关节的
SUFE	slipped upper femoral epiphysis	股骨上端骨骺滑脱
TB	tuberculosis	结核
THR	total hip replacement	全髋置换
TIA	transient ischaemic attack	短暂性缺血性发作
TLSO	thoracolumbar sacral orthosis	胸腰骶椎矫正